REUSS · FAMILIENPLANUNG UND
EMPFÄNGNISVERHÜTUNG

W0094141

JOSEF MARIA REUSS

Familienplanung und Empfängnisverhütung

Überlegungen im Anschluß an die Synodenvorlage
»Christlich gelebte Ehe und Familie«
sowie an die Enzyklika »Humanae vitae«

MATTHIAS-GRÜNEWALD-VERLAG · MAINZ

© 1975 by Matthias-Grünewald-Verlag, Mainz
ISBN 3-7867-0496-1
Umschlag: A. Plum
Gesamtherstellung:
Fränkische Gesellschaftsdruckerei GmbH, Würzburg

INHALT

EINLEITUNG

Die Weltbevölkerungskonferenz 1974 in Bukarest zeigte uns wieder, daß nicht die Menschen aller Länder und Erdteile für die Empfängnisverhütung zu gewinnen sind. Bei uns dagegen kann keine Rede von Gewinnenmüssen sein. Wir müssen im Zusammenhang mit der Empfängnisverhütung zur Verantwortlichkeit aufrufen.

Dabei ist es schade, daß ein großer Teil der Katholiken im Hinblick auf die Enzyklika Humanae vitae nur an die Ablehnung der Empfängnisverhütung denkt. Allein das, was sie in so guter Weise von der ehelichen Liebe sagt, müßte genügen, sie nicht rundweg abzulehnen.

Bleibt allerdings die erneut eingeschärfte Lehre von der sittlichen Unerlaubtheit jeder Empfängnisverhütung. Ein großer Teil der sich mit der Kirche verbunden fühlenden Katholiken geht hier nicht mehr mit. Nicht immer mit gutem Gewissen. Und viele Theologen, die an sich den Eheleuten gern in ihrer Not helfen möchten, schweigen. Andere vertreten eindeutig die kirchliche Lehre, und wiederum andere stimmen der Enzyklika nicht zu. Ich selbst stehe zu der Auffassung der Synodenvorlage »Christlich gelebte Ehe und Familie«. Sie läßt sich in ihren Aussagen über die Empfängnisverhütung folgendermaßen zusammenfassen: Familienplanung kann notwendig und verpflichtend sein. Eheliche Hingabe kann für das Wohl der Ehegatten, der Ehe und Familie notwendig sein. Empfängnisverhütung (nicht Abtreibung) unterliegt der verantwortlichen Entscheidung der Ehegatten. Egoistische Motive müssen ausgeschlossen sein.

Das ist ein gutes Wort, das die Kirche akzeptieren kann und mit dem die Ehegatten leben können. Das würde ihnen nicht nur für ihre Ehe helfen. Es würde sie davor bewahren, anders denken und handeln zu müssen, als eine für sie unbegreifliche Weisung des Lehramtes der Kirche, der sie sich ja verbunden fühlen, vorschreibt.

Deshalb soll nicht nur die knapp formulierte Aussage der Synodenvorlage dargelegt werden. Es soll vielmehr auch eingehend die neuerdings in der Enzyklika Humanae vitae vorgelegte amtliche Lehre der Kirche kritisch betrachtet werden. Dabei besteht die Hoffnung, zeigen zu können, daß die Synodenvorlage eine theologisch gerechtfertigte Hilfe für die Ehegatten bietet, die eine ihnen notwendig erscheinende Empfängnisverhütung nicht als einen Willkürakt, sondern als ein verantwortungsbewußtes Tun, mit dem sie sich Gott stellen können, betrachten.

I. DIE AUSSAGEN DER SYNODENVORLAGE »CHRISTLICH GELEBTE EHE UND FAMILIE« ÜBER FAMILIENPLANUNG UND EMPFÄNGNISVERHÜTUNG

In der fünften Vollversammlung der Deutschen Synode wurde die Vorlage der Kommission IV dieser Synode »Christlich gelebte Ehe und Familie« eingehend diskutiert und in erster Lesung – wie der Moderator nach der Abstimmung feststellte – mit einer bemerkenswerten Mehrheit (215 Ja-Stimmen, 34 Nein-Stimmen, 15 Enthaltungen) angenommen. In dieser Vorlage ist auch die Rede von Familienplanung und Empfängnisverhütung. Auf diesen Fragekomplex (und nur auf ihn) soll näher eingegangen werden. Das geschieht in der Hoffnung, daß die zweite Lesung und die endgültige Annahme der Vorlage auf einer der noch kommenden Vollversammlungen sich als eine spürbare Hilfe für die Ehegatten erweisen werden.

1. Die Aussagen der Vorlage

Die Vorlage erklärt, daß die Eltern gehalten seien, »die jeweils verantwortbaren Konsequenzen aus einer sicher nicht leichten Gewissensentscheidung über die Planung ihrer Familie zu ziehen« (2.2.2.2). Es werden die Faktoren aufgezählt, die hinsichtlich der Notwendigkeit einer Familienplanung zu bedenken sind: »Verlängerung der Empfängnisfähigkeit der Frau, Verringerung der Säuglingssterblichkeit, Gesundheit und Berufstätigkeit der Mutter, schwieriger werdende Erziehung der Kinder durch frühe und vielfältige Umwelteinflüsse, berufsbedingte Abwesenheit des Vaters, hohe Unterhalts- und Ausbildungskosten, fehlende Hilfskräfte, oft zu kleine Wohnungen und eine kinderfeindliche Umgebung«. Das hat zur Folge: »Jedes Kind kostet heute die Eltern ein gesteigertes Maß an psychischer und physischer Kraft« (2.2.2.1). Es läßt sich also nicht bestreiten: Es gibt »in unserer Gesellschaft unübersehbare und nicht zu ändernde Voraussetzungen, die eine von Liebe und Vernunft getragene Familienplanung geradezu fordern« (2.2.2).

Mit Hilfe der Enthaltsamkeit von der ehelichen Hingabe diese notwendige Familienplanung durchführen zu wollen, mag zwar ein Weg für einzelne Ehepaare sein, kann aber kein allgemein zu empfehlender Weg sein. Dagegen spricht auch die Bedeutung der Sexualität in der Ehe. Diese Sexualität in der Ehe »bietet den Partnern vielfache positive Möglichkeiten. Sie fördert die personale Entwicklung des Mannes und der Frau, vermittelt die Erfahrung ganzmenschlicher lustvoller Hingabe aneinander, fördert den Prozeß der Wirfindung und trägt so zum Gelingen der Ehe bei« (2.2.2.1). Man könnte dazu noch anmerken, daß durch diese ganzheitliche Vereinigung von Mann und Frau miteinander Mißstimmungen behoben werden und Spannungen mancher Art sich lösen können, so daß die harmonische Ehegemeinschaft gefördert wird. Die harmonische Gemeinschaft der Ehegatten ist ein bedeutungsvoller Faktor für die harmonische Familiengemeinschaft. In und von dieser harmonischen Familiengemeinschaft leben auch die Kinder.

Hält man nun beide Aussagen der Synode einander gegenüber: Notwendigkeit der Familienplanung einerseits und den Wert der geschlechtlichen Begegnung für die Partnerbeziehung von Mann und Frau (sowie deren Bedeutung für die Kinder) andererseits, so bleibt nur die Alternative übrig: Zeitwahl (Benutzung der empfängnisfreien Tage) oder Anwendung einer empfängnisverhütenden Maßnahme. Die Synodenvorlage sagt: »Die Wahl der Methoden zur Empfängnisverhütung fällt in die Entscheidung der Ehegatten« (2.2.2.2). Damit wird gesagt, daß die Zeitwahl nicht als der (neben der Enthaltsamkeit) einzige sittlich erlaubte Weg zur Familienplanung betrachtet werden kann, sondern daß auch Empfängnisverhütung ein Weg ist, den die Ehegatten einschlagen können. Allerdings wird mit Nachdruck hinzugefügt: »Die verantwortliche Entscheidung über Zahl der Kinder und Methode der Empfängnisregelung darf nicht von egoistischen Motiven bestimmt sein. Verantwortung für die Ehe, die Familie, die Situation der Kinder, die der Geschwister bedürfen, und für die Gesellschaft muß je abgewogen wahrgenommen werden. Schwangerschaftsabbruch darf jedoch nicht Methode der Familienplanung sein« (2.2.2.2).

2. Folgerungen aus den Aussagen der Vorlage

Aus den Aussagen der Vorlage folgt:
Die Synodenvorlage zeigt auf, daß und warum in heutiger Zeit die Ehegatten an der Frage nach der Zahl ihrer Kinder nicht vorübergehen können. Es

werden objektiv schwerwiegende Gründe für die Notwendigkeit der Familienplanung angeführt, wie auch objektiv schwerwiegende Gründe für eine in der Ehe bejahte, angenommene und integrierte Sexualität geltend gemacht werden. Dann wird erklärt, daß die Wahl der Methoden zur Empfängnisverhütung in die Entscheidung der Ehegatten fällt. Weiter wird mit Nachdruck betont, daß die verantwortliche Entscheidung über die Zahl der Kinder und Methode der Empfängnisregelung nicht von egoistischen Motiven bestimmt sein darf. Der Ausschluß egoistischer Motive ist ein objektives (wenn auch kein biologisches) Kriterium, auf das in der Päpstlichen Kommission wiederholt hingewiesen wurde. Auch das Zweite Vatikanische Konzil lehnt die Entweihung der ehelichen Liebe durch Egoismus ab (Gaudium et spes Nr. 47). Damit wird eine, von der Synodenvorlage auch geforderte, verantwortliche Gewissensentscheidung verlangt, die jede bloße subjektive Beliebigkeit ausschließt. Wer in der »Verantwortung für die Ehe, die Familie und die Situation der Kinder« (2.2.2.2) handelt, handelt nach objektiven Kriterien und macht sich gewiß nicht der Privatisierung sittlicher Entscheidungen schuldig; von subjektiver Beliebigkeit kann keine Rede sein. Zum Schluß wird noch darauf hingewiesen, daß Schwangerschaftsabbruch keine Methode der Familienplanung sein darf (2.2.2.2).

Diese Gedanken in der Vorlage »Christlich gelebte Ehe und Familie« müssen auf der Synode noch die zweite Lesung durchlaufen und zur Schlußabstimmung gestellt werden. Selbst dann werden sie nicht autoritative kirchliche Lehre. Die Synode ist nicht kirchliches Lehramt und kann keine autoritativen kirchlichen Lehrentscheidungen fällen. Aber ihre Aussagen können dann trotzdem für katholische Christen eine zuverlässige Richtschnur für die christlich gelebte Ehe und Familie sein, wenn durch sorgfältige Überlegungen und Debatten die gemachten Einwendungen gegen die Darlegungen der Vorlage hinsichtlich notwendiger Familienplanung und Empfängnisverhütung als nicht stichhaltig zu erweisen sind und objektive Kriterien für die sittliche Erlaubtheit von Familienplanung und Empfängnisverhütung aufgezeigt werden können.

Wenn sich nach der zweiten Lesung bei der Abstimmung auch eine solche Mehrheit für die Vorlage findet wie bei der Abstimmung nach der ersten Lesung, können viele katholische Christen in der Gewißheit leben, daß sie mit der sie bedrängenden Frage der Familienplanung und Empfängnisverhütung durch die Synode nicht allein gelassen sind, sondern durch kompetente Mitchristen in der Bewältigung dieses ehelichen Problems eine Unterstützung erfahren.

Es gilt deshalb auch zu untersuchen, ob die diesbezüglichen Aussagen der Synodenvorlage sich so gut begründen lassen, daß sie ruhigen Gewissens als Richtschnur des Handelns betrachtet werden können. Dabei dürfen weder Prestige- noch Opportunitätsgründe – seien es diese, seien es jene – maßgebend sein. Es ist vielmehr die Wahrheitsfrage zu stellen und auf Grund der erkannten Wahrheit ist zu der Synodenvorlage »Christlich gelebte Ehe und Familie« zur Familienplanung und Empfängnisverhütung Stellung zu nehmen.

II. ZU DEN AUSSAGEN DER ENZYKLIKA HUMANAE VITAE ÜBER DIE EMPFÄNGNISVERHÜTUNG

Die Enzyklika Humanae vitae schätzt die eheliche Liebe sehr hoch ein (Nr. 9). In ihr hat die Hochschätzung der ehelichen Liebe eine besondere Würdigung – ähnlich wie in der Konzilskonstitution Gaudium et spes – erfahren. Die Enzyklika spiegelt die ganze Sorge des Papstes um die Ehe und auch um die Ehegatten selbst wider. Sie bringt viele Gedanken, deren Befolgung eine große Hilfe für die christlich gelebte Ehe und Familie in dieser Zeit wäre. Wenn in diesen Überlegungen von ihrem Thema her eine Beschränkung auf die Frage Familienplanung und Empfängnsregelung erfolgen muß, so ist ausdrücklich zu betonen, daß die Enzyklika sich nicht auf diese Fragen beschränkt, sondern darüber hinaus hilfreiches Gedankengut sowohl für die Priester, denen die geistliche Begleitung der Eheleute anvertraut ist, als auch für die Eheleute selbst enthält. Im Zusammenhang dieser Überlegungen kann allerdings nur auf die Auffassung der Enzyklika Humanae vitae über die Empfängnisverhütung eingegangen werden.

1. Aus dem Ergebnis der Arbeiten der Päpstlichen Kommission

Zur Vorbereitung der Enzyklika hatte Papst Paul VI. eine eigene Päpstliche Kommission mit Mitgliedern aus aller Welt bestellt, deren Arbeiten er mit seinem wärmsten Interesse begleitete, deren Empfehlungen er allerdings nicht annehmen zu können meinte.

Der Päpstlichen Kommission wurde folgende Frage vorgelegt: »Steht es fest, daß jede Empfängnisverhütung in sich unerlaubt ist, auch wenn dabei die Abtreibung und die kontrazeptive Sterilisation, die nicht rückgängig gemacht werden kann, ausgeschlossen werden?« In der theologischen Sektion der Päpstlichen Kommission vertraten nur wenige Mitglieder die Auffassung, daß jede Empfängnisverhütung in sich unerlaubt sei. Eine später gebildete Bischofskommission unter dem Präsidium von Kardinal Ottaviani lehnte ebenso mit Mehrheit die Auffassung ab, ein absichtlich unfruchtbar gemachter ehelicher Akt sei in sich unsittlich.

2. Die Aussagen der Enzyklika über die Empfängnisverhütung

Der Papst ist in der Enzyklika Humanae vitae der Auffassung der Minderheit der Päpstlichen Kommission gefolgt und hat gegen die beträchtliche Mehrheit, die sich nach langen Studien und vielen Diskussionen ihr verneinendes Urteil über die Auffassung von der absoluten Unsittlichkeit jeder Empfängnisverhinderung gebildet hatte, entschieden: »Der direkte Abbruch einer begonnenen Zeugung, vor

allem die direkte Abtreibung – auch wenn zu Heilzwecken vorgenommen –, sind kein rechtmäßiger
Weg, die Zahl der Kinder zu beschränken, und daher absolut zu verwerfen. Gleicherweise muß, wie
das kirchliche Lehramt des öfteren dargetan hat, die
direkte, dauernde oder zeitlich begrenzte Sterilisie-
rung des Mannes oder der Frau verurteilt werden.
Ebenso ist jede Handlung verwerflich, die entweder
in Voraussicht oder während des Vollzugs des ehelichen Aktes oder im Anschluß an ihn bei Ablauf
seiner natürlichen Auswirkungen darauf abstellt, die
Fortpflanzung zu verhindern, sei es als Ziel, sei es als
Mittel zum Ziel« (Nr. 14).

Mit einem Wort: »Ein absichtlich unfruchtbar gemachter« ehelicher Akt ist ein »in sich unsittlicher«
Akt (Nr. 14).

Um der Notwendigkeit der Familienplanung und
den Schwierigkeiten der Ehegatten dennoch gerecht
zu werden, greift die Enzyklika auf die bis in die
jüngste Zeit zunächst als erlaubt bestrittene und dann
umstrittene und erst sehr spät allgemein anerkannte
Lehre von der Erlaubtheit der Zeitwahl aus entsprechend schwerwiegenden Gründen zurück und sagt:
»Wenn gerechte Gründe dafür sprechen, Abstände
einzuhalten in der Reihenfolge der Geburten –
Gründe, die sich aus der körperlichen oder seelischen
Situation der Gatten oder aus äußeren Verhältnissen
ergeben –, ist es nach kirchlicher Lehre den Gatten
erlaubt, dem natürlichen Zyklus der Zeugungsfunk-
tionen zu folgen, dabei den ehelichen Verkehr auf
die empfängnisfreien Zeiten zu beschränken und die
Kinderzahl so zu planen, daß die oben dargelegten sittlichen Grundsätze nicht verletzt werden. Die

Kirche bleibt sich und ihrer Lehre treu, wenn sie einerseits die Berücksichtigung der empfängnisfreien Zeiten durch die Gatten für erlaubt hält, andererseits den Gebrauch direkt empfängnisverhütender Mittel als immer unerlaubt verwirft, auch wenn für diese andere Praxis immer wieder ehrbare und schwerwiegende Gründe angeführt werden. Tatsächlich handelt es sich um zwei ganz unterschiedliche Verhaltensweisen: bei der ersten machen die Eheleute von einer naturgegebenen Möglichkeit rechtmäßig Gebrauch; bei der anderen dagegen hindern sie den Zeugungsvorgang bei seinem natürlichen Ablauf. Zweifellos sind in beiden Fällen die Gatten sich einig, daß sie aus guten Gründen Kinder vermeiden wollen, und dabei möchten sie auch sicher sein. Jedoch ist zu bemerken, daß nur im ersten Fall die Gatten sich in fruchtbaren Zeiten des ehelichen Verkehrs enthalten können, wenn aus berechtigten Gründen keine Kinder mehr wünschenswert sind. In den empfängnisfreien Zeiten aber vollziehen sie dann den ehelichen Verkehr zur Bezeugung der gegenseitigen Liebe und zur Wahrung der versprochenen Treue. Wenn die Eheleute sich so verhalten, geben sie wirklich ein Zeugnis der rechten Liebe« (Nr. 16).

3. Synodenvorlage und Enzyklika

An diese Aussagen der Enzyklika Humanae vitae lassen sich die in der Synodenvorlage dargelegten Auffassungen kaum angleichen. Es hat keinen Sinn, diese Tatsache vertuschen zu wollen. Darüber muß vielmehr redlich gesprochen werden.
Diese Abweichung der Auffassung der Synodenvor-

lage von den Aussagen der Enzyklika Humanae vitae als der neuesten Lehraussage des kirchlichen Lehramtes über die sittliche Qualifizierung der Empfängnisverhütung ist auch der ernsteste Einwand, der gegen die Synodenvorlage geltend gemacht werden kann. Dieser weist, was in einer Synodenvorlage wohl überhaupt nicht möglich wäre, die Berechtigung einer verantwortlichen Entscheidung der Ehegatten über die Methode einer ihnen notwendig erscheinenden Empfängnisverhütung nicht nach, sondern setzt sie voraus. Da in Humanae vitae eine autoritative Lehrentscheidung vorliegt, ist diese Differenz zwischen Synodenvorlage und Enzyklika überaus ernstzunehmen.

Man kann die Synodenvorlage nicht bejahen, ohne nicht vorher die Enzyklika auf den Wahrheitsgehalt ihrer Lehre von der Empfängnisverhütung eingehend und sorgfältig überprüft zu haben. Deshalb müssen die vorliegenden Überlegungen sich unvergleichlich mehr mit der Enzyklika als mit der Synodenvorlage befassen. Der theologische Stellenwert der Enzyklika ist aufzuzeigen und die von ihr »beigebrachten Beweisgründe« (Humanae vitae Nr. 29) sind auf ihre Stichhaltigkeit zu überprüfen. Nur wenn feststeht, daß die Darlegungen der Enzyklika den Beweis ihrer Lehre von der absoluten sittlichen Schlechtheit jeder Empfängnisverhütung nicht liefern können, kann die gegenteilige Auffassung der Synodenvorlage eine zuverlässige Hilfe für die christlich gelebte Ehe und Familie sein. Dann ist die von ihr geforderte verantwortliche Entscheidung der Ehegatten selbst über die Methoden der Empfängnisverhütung auch von der Lehre her zu verantworten und so berechtigt. Da die

Enzyklika kein unantastbares Lehrdokument ist, ist die Überprüfung ihrer Lehre rechtens und wegen ihrer Bedeutung für die christlich gelebte Ehe und Familie auch verpflichtend.

4. Die Lehre der Enzyklika als Offenbarungslehre

Die Lehre der Enzyklika Humanae vitae über die sittliche Unerlaubtheit jeder Empfängnisverhütung ist weder eine unfehlbare Lehrentscheidung, die allein jeden Zweifel beheben könnte und den katholischen Christen eine unbedingte und unwiderrufliche Zustimmung ermöglichte, noch eine mit Vernunftgründen als richtig bewiesene Lehre.

Von der Unfehlbarkeit des kirchlichen Lehramtes sagt das Zweite Vatikanische Konzil: »Diese Unfehlbarkeit, mit welcher der göttliche Erlöser seine Kirche bei der Definierung einer Glaubens- und Sittenlehre ausgestattet sehen wollte, reicht so weit, wie die anvertraute göttliche Offenbarung, welche rein bewahrt und getreulich ausgelegt werden muß, es erfordert« (Lumen gentium Nr. 25). Daß es sich bei der durch den Beistand des Heiligen Geistes garantierten Unfehlbarkeit der Kirche um ein eingegrenztes Nicht-irren-Können der lehrenden und glaubenden Kirche auf solche Glaubens- und Sittenlehren handelt, die zum Offenbarungsgut gehören, zeigt die Lehre des Ersten Vatikanischen Konzils, die sagt, daß die Päpste »das als feste Lehre bestimmten, was sie mit Gottes Hilfe als mit den heiligen Schriften und den apostolischen Überlieferungen übereinstimmend erkannten. Denn auch den Nachfolgern Petri ist der Heilige Geist nicht verheißen, daß sie auf seine Eingebung hin eine neue Lehre veröffentlichen sollten. Sie sollen vielmehr mit seinem Beistand die durch die Apostel überlieferte Offenbarung, d. h. das hinterlegte Glaubensgut heilig bewahren und getreulich auslegen« (DS 3069. 3070).

Weder aus der Heiligen Schrift des Alten Testamentes noch des Neuen Testamentes kann der Schluß gezogen werden, daß jede kontrazeptive Handlung in sich schlecht und deshalb absolut unsittlich sei. Das wurde vor der Päpstlichen Kommission in Rom von Fachexegeten des Päpstlichen Bibelinstitutes eingehend dargelegt und begründet. Ausdrücklich wurde – wie es heute auch der allgemeinen Auffassung der Exegeten entspricht – der seit vielen Jahrhunderten immer wieder angezogenen Onan-Stelle jede Beweiskraft hinsichtlich einer Aussage über Empfängnisverhütung abgesprochen. Onans Sünde lag in der Ablehnung der sich aus einer Schwagerehe ergebenden Verpflichtungen.

Auch die kirchliche Tradition, insofern sie Zeuge der Offenbarung und des Glaubens ist, also die apostolische Tradition, beantwortet die Frage nach der sittlichen Qualifikation der Empfängnisverhütung nicht.

Aus Schrift und Tradition als Offenbarungsquelle läßt sich deshalb diese Frage nicht beantworten. Damit ist auch gegeben, daß eine unfehlbare Lehrentscheidung, die allein eine mit Glaubensgewißheit absolut und unwiderruflich zu bejahende Lehraussage über den sittlichen Charakter der Empfängnisverhütung bedeutete, nicht möglich ist.

So ist auch die Enzyklika Humanae vitae keine unfehlbare, sondern eine fehlbare Lehraussage. Fehl-

bare Lehraussage im Gegensatz zu unfehlbaren Lehraussagen bedeutet nicht eine irrige Aussage (ein Irrtum müßte eigens zwingend nachgewiesen werden),
sondern eine nicht durch den Beistand des Heiligen
Geistes vor Irrtum geschützte Aussage des kirchlichen
Lehramtes. Andere päpstliche Lehraussagen zu unserer Frage gibt es zwar auch (Gregor IX., Sixtus V.,
Pius XI., Pius XII.); als unfehlbare Lehre über die
Unsittlichkeit der Empfängnisverhütung wird keine
dieser Aussagen betrachtet.

Von den ökumenischen Konzilien hat sich nur das
Zweite Vatikanische Konzil mit der Empfängnisverhütung befaßt, aber bekanntlich keine Lehrentscheidung darüber getroffen, sondern mit dem Hinweis auf die Arbeiten der Päpstlichen Kommission es
abgelehnt, »konkrete Lösungen unmittelbar vorzulegen« (Gaudium et spes Nr. 51, Anm. 118).

5. Empfängnisverhütung und kirchliche
   Lehrtradition

Anders als mit der Tradition, insofern sie Zeuge der
Offenbarung und des Glaubens ist, steht es mit der
kirchlichen Lehrtradition, die als solche nicht Zeuge
der Offenbarung und des Glaubens ist und infolge-
dessen irren kann (und auch schon geirrt hat). Sie
lehrt von den ersten Anfängen an bis zu Humanae
vitae beständig, daß die Empfängnisverhütung, die
immer ein physisches Übel (wie z. B. jeder chirurgische Eingriff) ist, auch immer ein sittliches Übel sei,
so daß eine absichtlich unfruchtbar gemachte eheliche
Begegnung ein in sich unsittlicher ehelicher Akt ist.
So beständig nun diese kirchliche Lehre sich durch die

Jahrhunderte hindurchzieht, so wechselnd und – wie sich nach einiger Zeit herausstellte – nicht stichhaltig sind ihre Begründungen.

Das sei an einigen Beispielen gezeigt, ohne dabei eine Vollständigkeit in der Überlegung der angeführten Meinungen anzustreben. Es genügt die Aufzählung der wichtigsten im Verlauf der Kirchengeschichte vorgetragenen Auffassungen, die begründen sollten, daß jede Empfängnisverhütung ein unsittlicher und unerlaubter Akt sei.

Zunächst wurde durch fünfzehnhundert Jahre die Empfängnisverhütung deshalb ausnahmslos als unerlaubt ausgeschlossen, weil die eheliche Vereinigung nur mit dem Zweck der Fortpflanzung als erlaubt galt und deshalb zu ihrem erlaubten Vollzug die Zeugungsabsicht gefordert wurde. Heute hält die kirchliche Lehre in keiner Weise mehr daran fest, daß die eheliche Vereinigung nur mit dem Zweck der Zeugung erlaubt sei und deshalb die Zeugungsabsicht fordere. Diese Auffassung wurde übrigens auf dem Zweiten Vatikanischen Konzil ausdrücklich abgelehnt. Die Forderung eines Konzilsvaters, in dem Konzilstext klar zu sagen, die eheliche Liebe könne unabhängig von der Absicht, Nachkommenschaft zu zeugen, den ehelichen Akt nicht rechtfertigen, wurde mit der Begründung abgelehnt: »Diese Auffassung stimmt mit der angenommenen Lehre nicht überein« (Expensio modorum partis secundae Schematis Constitutionis Pastoralis: De ecclesia in mundo huius temporis Nr. 67).

Eine zweite Begründung, die ebenfalls bis in die alte Zeit zurückreichte, lag darin, daß die Christen, die sich gegen die heidnische Praxis der Abtreibung wandten, keine klare Unterscheidung zwischen Abtreibung und Empfängnisverhütung kannten. Der männliche Same wurde als ein im Werden befindliches Leben (vita in fieri) betrachtet und die Verunmöglichung, neues Leben zu zeugen, wurde der Abtreibung gleichgesetzt und wie Mord gewertet. Dagegen ist zu sagen, daß es als biologisch völlig unzutreffend erwiesen ist, daß Empfängnisverhütung und Abtreibung zusammenfallen.

Ein dritter Grund, der schon früh zur Ablehnung der Kontrazeption führte, liegt darin, daß die Christen der ersten Jahrhunderte gegen die im heidnischen Rom häufige Praxis unnatürlicher Unzucht betonten, die Geschlechtsorgane seien nur zum Zwecke der Zeugung da. Auch diese Begründung gegen die Empfängnisverhütung ist heute als irrig erkannt.

Ein vierter Grund für die frühe christliche Stellungnahme gegen die Empfängnisverhütung lag darin, daß die Empfängnisverhütung besonders im Zusammenhang mit geschlechtlichem Verkehr vor und außerhalb der Ehe praktiziert wurde; der Hinweis auf die Sündhaftigkeit der Empfängnisverhinderung erschien als wirksamer Bestandteil des Vernunftargumentes für die Unerlaubtheit des vorehelichen und außerehelichen Geschlechtsverkehrs. Das trifft nicht zu; denn in der Lehre von der Sündhaftigkeit der Empfängnisverhütung liegt wirklich keine Begründung für die Sündhaftigkeit vorehelichen und außerehelichen Geschlechtsverkehrs.

(Diese kurze Zusammenfassung der einzelnen im Verlauf der Kirchengeschichte aufgetretenen Auffassungen, warum jede Empfängnisverhütung ein unsittlicher und deshalb ausnahmslos unerlaubter Akt

sei, teilte mir der Verfasser des großen Werkes »Empfängnisverhütung« [Mainz 1969] John T. Noonan jr.
brieflich mit; ausführlich berichtet er darüber in seinem umfangreichen Buch.)
Diese Begründungen sind teils in sich falsch (Notwendigkeit der Zeugungsabsicht zum erlaubten Vollzug
der ehelichen Vereinigung; kein Unterschied zwischen
Empfängnisverhütung und Abtreibung, so daß jede
Empfängnisverhütung wie Mord zu werten ist; Geschlechtsorgane sind nur zur Zeugung da), teils wird
die Unsittlichkeit der Empfängnisverhütung vorausgesetzt, um etwas anderes damit zu beweisen (Verbot der Empfängnisverhütung ist wirksamer Bestandteil des Vernunftargumentes für die Unerlaubtheit des vorehelichen und außerehelichen Geschlechtsverkehrs).
Es ist klar hervorzuheben, daß Humanae vitae nicht
mit den hier angeführten Gründen die Kontrazeption ablehnt. Papst Paul VI. weist hin auf die »Ehemoral, wie sie vom kirchlichen Lehramt bestimmt
und beständig vorgelegt wurde« (Nr. 6). Kann nun
diese Lehrtradition in der Ehemoral so ausschlag-
gebend sein, wenn sie so unzureichend und auch un-
richtig begründet wurde? Es sei nur an das angeführte
Beispiel erinnert, daß nach der in der ganzen Kirche
gelehrten Ehemoral etwa fünfzehnhundert Jahre die
Zeugungsabsicht zur Erlaubtheit des ehelichen Verkehrs verlangt wurde. Der Hinweis auf dieses eine
Beispiel möge genügen. So »bestimmt und beständig«
ist die katholische Ehemoral von den Anfängen bis
heute nicht. »Bestimmt und beständig« wurde zwar
jede Empfängnisverhütung als sittliches Unrecht ge-
brandmarkt, keineswegs »bestimmt und beständig«

(sondern als Irrtum erkannt) waren aber im Laufe der Geschichte die im Vorstehenden genannten Begründungen, die man anführte, um das Unrecht der Empfängnisverhütung aufzuzeigen (einschließlich der Berufung auf Onan, dessen Sünde präzise in der Verletzung der Verpflichtung der Schwagerehe bestand, die aber als biblischer Hinweis auf die Sündhaftigkeit der Empfängnisverhütung noch von Pius XI. in der Enzyklika Casti connubii DS 3716 angeführt wurde).

Eine Lehre steht und fällt mit ihren Begründungen. Wenn einst als wichtig angesehene Begründungen für die sittliche Disqualifizierung der Empfängnisverhütung im Lauf der Geschichte weitgehend hinfällig geworden sind, so ist diese kirchliche Lehre, die nicht unfehlbar ist, nicht mehr unverändert zu halten.

Man kann auch Humanae vitae nicht zustimmen, wenn es in der Enzyklika heißt: »Die Kirche bleibt sich und ihrer Lehre treu, wenn sie einerseits die Berücksichtigung der empfängnisfreien Zeiten durch die Gatten für erlaubt hält, andererseits den Gebrauch direkt empfängnisverhütender Mittel als immer unerlaubt verwirft.« Denn die durch viele Jahrhunderte geltende Forderung der Zeugungsabsicht bei der ehelichen Vereinigung hätte eine Berücksichtigung der empfängnisfreien Zeiten – selbst wenn diese Möglichkeit bekannt gewesen wäre – nicht als »rechtmäßig(en) Gebrauch« einer »naturgegebenen Möglichkeit« gelten lassen (Nr. 16).

6. Keine Willkür

Wie für die deutsche Synodenvorlage steht es auch
für die Enzyklika Humanae vitae und die Konzilskonstitution Gaudium et spes fest, daß bei der »Be-
stimmung der sittlich gangbaren Wege« (Humanae
vitae Nr. 10) für die Gestaltung des Ehelebens alle
Willkür ausgeschlossen sein muß. Jedoch unterschei-
den sich Humanae vitae einerseits und Gaudium et
spes andererseits beträchtlich in der Angabe der objektiven Kriterien, nach denen die Sittlichkeit des
ehelichen Lebens zu beurteilen ist.

Die Enzyklika Humanae vitae macht in Nr. 10, Absatz 6, als Kriterium für die verantwortungsbewußte
Elternschaft vor allem anderen die Ehe und ihre Akte
geltend und betont in Absatz 2 biologische Gesichtspunkte sowie die biologischen Gesetze der menschlichen Fortpflanzung, »die zur menschlichen Person
gehören«. Nach der Lehre des Konzils dagegen kann,
wenn »das intime eheliche Leben unterlassen wird,
nicht selten die Treue als Ehegut in Gefahr geraten
und das Kind als Ehegut in Mitleidenschaft gezogen werden; denn dann werden die Erziehung der
Kinder und auch die tapfere Bereitschaft zu weiteren
Kindern gefährdet... Wo es sich um den Ausgleich
zwischen ehelicher Liebe und verantwortlicher Wei-
tergabe des Lebens handelt, hängt die sittliche Qualität der Handlungsweise nicht allein von der guten
Absicht und Bewertung der Motive ab, sondern auch
von objektiven Kriterien, die sich aus dem Wesen der
menschlichen Person und ihrer Akte ergeben und die
sowohl den vollen Sinn gegenseitiger Hingabe als
auch den einer wirklich humanen Zeugung in wirk-

licher Liebe wahren« (Konzilskonstitution Gaudium et spes Nr. 51, Abs. 1 und 3). Das ist eine andere Sicht als die von Humanae vitae. Sie wurde bei der Abwägung der Abänderungsvorschläge der Konstitution Gaudium et spes (Expensio modorum Nr. 104 c und f) folgendermaßen begründet: »Mit diesen Worten wird erklärt, daß auch die Akte nicht nur nach dem rein biologischen Gesichtspunkt zu beurteilen sind, sondern insofern sie zur vollständig und zutreffend betrachteten menschlichen Person gehören.«

Man kann – etwas vereinfachend – sagen: Sowohl die Konzilskonstitution als auch die Enzyklika wollen der menschlichen Person und den biologischen Fakten Rechnung tragen. In Humanae vitae wird aber die Person den biologischen Fakten untergeordnet, während das Konzil die biologischen Fakten der Person unterordnet (wie es z. B. bei jedem chirurgischen und auch bei einem medikamentösen Eingriff geschieht). Zur Beurteilung der sittlichen Qualität der Empfängnisverhütung sollten entsprechend den Kriterien des Konzils die aus dem Wesen der menschlichen Person und ihrer Akte abgeleiteten objektiven Kriterien herangezogen werden und nicht eine aus einer Verkürzung der Konzilsaussagen resultierende Vorbetonung biologischer Gesichtspunkte. Für den Menschen können eben moralische Kriterien für sein Sexualverhalten nicht primär aus biologischen Gegebenheiten erschlossen werden.

7. Das Zweite Vatikanische Konzil und die Empfängnisverhütung

Zu Beginn der Enzyklika Humanae vitae sagt Papst Paul VI., daß er in seinen Ausführungen vor allem auf die Pastoralkonstitution Gaudium et spes des Zweiten Vatikanischen Konzils zurückgreifen wolle. Das Konzil hat sich in der Frage nach der sittlichen Qualifizierung der Empfängnisverhütung große Zurückhaltung auferlegt. Es hat die zuletzt von Pius XI. und Pius XII. verkündete Lehre von der Unerlaubtheit der Empfängnisverhütung, die allgemeine kirchliche Lehre war, zwar nicht geändert, es hat aber ihre Bestätigung mit Hinweis auf die noch im Gang befindlichen Arbeiten der Päpstlichen Kommission abgelehnt. Sehr lehrreich ist die Ablehnung bestimmter, die traditionelle Auffassung begünstigender Formulierungen, deren Einarbeitung in den Konzilstext beantragt und abgelehnt wurde (vgl. z. B. Expensio modorum 1c und d, 42 a, 93, 98a, 102). Um einige konkrete Beispiele zu nennen: Ein Antrag, der praktische Anweisungen über die rechte Weise, die Zeugung zu beschränken, forderte, wurde mit Hinweis auf den der Päpstlichen Kommission erteilten Auftrag abgelehnt (Expensio modorum Nr. 98a vgl. Nr. 93). Dasselbe gilt von einem Antrag, der genauere Auskunft über den Ehe-Onanismus forderte (Expensio modorum Nr. 102, vgl. 93). Schließlich wurde ein Antrag, im Konzilstext u. a. in klarer Weise die traditionelle Lehre von der Hierarchie der Eheziele darzulegen und die Empfängnisverhütung als in sich schlecht zu verurteilen, ebenfalls mit Hinweis auf die Arbeit der Päpstlichen Kommission abgelehnt (Expensio modorum 1c und e).

Das zeigt zur Genüge, wie wenig die Mehrheit der Konzilsväter bereit war, die Lehre, daß jede Empfängnisverhütung in sich schlecht sei, mit der konziliaren Autorität zu bestätigen, wenn auch in der

Konzilskonstitution Gaudium et spes dieser Lehre nicht widersprochen wird. Das Konzil wollte die Frage nach der sittlichen Qualifizierung der Empfängnisverhütung offen lassen. Seine Ablehnung von Anträge, die der traditionellen Lehre und Ehemoral entsprachen, mit dem ausdrücklichen Hinweis auf die Päpstliche Kommission, die sich gerade mit dieser Frage eingehend befaßte, zeigt zur Genüge, wie offen das Konzil diese Frage lassen wollte. Die Päpstliche Kommission sollte zunächst ihre Aufgabe erfüllen, und der Papst sollte dann eine Entscheidung treffen. So wird deutlich gemacht, daß das Konzil sich nicht festlegen wollte. Man braucht keine anderen sorgfältigen Untersuchungen und keine Entscheidung des Papstes, wenn alle Fragen der Empfängnisregelung schon geklärt sind.

Die klar ausgesprochene Lehre von Humanae vitae über die innere Unsittlichkeit jeder Empfängnisverhütung unterscheidet sich von der Auffassung des Konzils, das sich buchstäblich bis zur letzten Stunde vor der Verabschiedung der Konstitution Gaudium et spes dagegen wehrte, daß die Lehre von der absoluten sittlichen Unerlaubtheit in den Konzilstext Einlaß fand. Seine vorsichtigen, mühsam gefundenen Formulierungen hüteten sich, alle gewünschten Änderungsvorschläge im traditionellen Sinn anzunehmen. Nun erklärt das Konzil, es sei »den Kindern der Kirche nicht erlaubt, in der Geburtenregelung Wege zu beschreiten, die das Lehramt in Auslegung des göttlichen Gesetzes verwirft« (Gaudium et spes Nr. 51; vgl. eine ähnliche sich auf die Begrenzung der Kinderzahl beziehende Aussage in Nr. 50). Damit wird keine ausnahmslose Unerlaubtheit ausgesagt, in der

Geburtenregelung Wege zu beschreiten, die das Lehramt verwirft.

In dem vorgelegten Abänderungsvorschlag, der autoritativ ergangen war, sind von der zuständigen Kommission die bedeutsamen Worte eingefügt worden: »in Auslegung des göttlichen Gesetzes« (Expensio modorum Nr. 107e). Das besagt nicht: Wenn das Lehramt in der Geburtenregelung bestimmte Wege verwirft, so tut es das in Auslegung des göttlichen Gesetzes. Einer solchen Auffassung würde die sofort sich anschließende Anmerkung entgegenstehen, die sagt: »Bestimmte Fragen, die noch anderer sorgfältiger Untersuchungen bedürfen, sind auf Anordnung des Heiligen Vaters der Kommission für das Studium des Bevölkerungswachstums, der Familie und der Geburtenhäufigkeit übergeben worden, damit, nachdem diese Kommission ihre Aufgabe erfüllt hat, der Papst eine Entscheidung treffe. Bei diesem Stand der Doktrin des Lehramtes beabsichtigt das Konzil nicht, konkrete Lösungen unmittelbar vorzulegen« (Gaudium et spes Nr. 51, Anm. 118).

Die Worte dieser Anmerkung »bei diesem Stand der Doktrin des Lehramtes« (»Sic stante doctrina Magisterii«) beziehen sich in diesem Zusammenhang eindeutig darauf, daß »bestimmte Fragen ... noch anderer sorgfältiger Untersuchungen bedürfen«, für die der Papst eine eigene Kommission bestellt hat. Für diese Kommission als ganze war aber, wie auch den Konzilsvätern bei der Abfassung des obigen Textes bekannt war, die Frage, ob das göttliche Gesetz jede Geburtenverhütung verbietet, eine noch offene Frage (erst später hat sie mit Mehrheit diese Auffassung abgelehnt). Das Konzil wollte und konnte die Päpstliche

Kommission nicht festlegen. Seine Aussage konnte deshalb im Hinblick auf die Lehre von Pius XI. und Pius XII. keine neue Einschärfung des Verbotes jeder Empfängnisverhütung bedeuten. Der Sinn dieser Aussage ist nicht: Wenn das Lehramt in der Geburtenregelung bestimmte Wege verwirft, so tut es das in Auslegung des göttlichen Gesetzes.

Jede Übersetzung oder Interpretation des oben zitierten Konzilstextes, es sei »den Kindern der Kirche nicht erlaubt, in der Geburtenregelung Wege zu beschreiten, die das Lehramt in Auslegung des göttlichen Gesetzes verwirft« (Gaudium et spes Nr. 51), die nahelegt oder auch nur vermuten läßt, daß die Lehre Pius' XI. und Pius' XII. vom Konzil als sicher und unveränderlich wieder bestätigt wird, entspricht in keiner Weise dem wirklichen Sinn des Textes. In Kreisen der konziliaren Subkommission für die Ehe und später auch in der Päpstlichen Kommission war für die Konzilsaussage »bei diesem Stand der Doktrin des Lehramtes (sic stante doctrina Magisterii)« in Diskussionen der Ausdruck geläufig »bei diesem Zustand der zweifelnden Kirche (dubitante ecclesia)«. Und es wurde auch bei diesen Gesprächen und Diskussionen ernsthaft gefragt, ob in der Frage der Empfängnisverhütung der Zustand der zweifelnden Kirche gegeben sei. (Daß es sich dabei nicht nur um eine Verstiegenheit einiger Theologen handelte, zeigt die bereits angeführte und der Päpstlichen Kommission vorgelegte Frage: »Steht es fest, daß jede Empfängnisverhütung in sich unerlaubt ist, auch wenn dabei die Abtreibung und die kontrazeptive Sterilisation, die nicht rückgängig gemacht werden kann, ausgeschlossen werden?«) Der Sinn des Konzilssatzes kann nur sein: Wenn das Lehramt in Auslegung des göttlichen Gesetzes Wege der Geburtenregelung verwirft, ist es den Kindern der Kirche nicht erlaubt, sie einzuschlagen. Eine solche Verwerfung hat das Zweite Vatikanische Konzil mit dem oben angeführten Text (Nr. 51, Anm. 118) abgelehnt. Es ist zu beweisen und nicht vorauszusetzen, daß die Verwerfung von Wegen der Geburtenregelung in Auslegung des göttlichen Gesetzes erfolgt ist.

Das steht nur dann unbedingt und absolut fest, wenn diese Aussage des Lehramtes eine unfehlbare Lehraussage ist. Sonst kann auch der kirchentreueste Katholik keine unbedingte und absolute, sondern nur eine bedingte und relative Zustimmung leisten, die durch bessere Erkenntnisse hinfällig wird. Das nicht unfehlbare Lehramt kann als fehlbares Lehramt irren und hat sich schon geirrt.

8. Unfehlbar und fehlbar

8.1 Man muß – um das in diesem Zusammenhang zu erwähnen – auch eine nicht unfehlbare Aussage des kirchlichen Lehramtes durchaus ernst nehmen. Nicht unfehlbare Lehren kann man nicht ohne weiteres ablehnen, weil sie fehlbar sind. Die Träger des Lehramtes sind authentische – das heißt mit einer ihnen von Jesus Christus zukommenden Autorität ausgestattete – Lehrer des Glaubens auch dann, wenn das Lehramt eine nicht unfehlbare Lehre verkündet. Aber dann sind sie fehlbar und der Beistand des Heiligen Geistes, auf den sich auch Papst Paul VI. in der Enzyklika Humanae vitae beruft (vgl. Nr. 28), hindert nicht das Eindringen von Irrtümern in diese

Lehre und garantiert deshalb nicht die Richtigkeit der verkündeten Lehre. Lehrentscheidungen sind keine Disziplinarentscheidungen. Diese können von der zuständigen Autorität geboten werden und sind zu befolgen, wenn sie nicht dem Gewissen widersprechen. Jene aber haben ihre Wahrheit aufzuweisen. Man kann ihnen von der Sache her nur bedingt und widerruflich zustimmen.

8.2 Hier zeigt sich klar der Unterschied zwischen der Verstandeszustimmung zu unfehlbaren und nicht unfehlbaren kirchlichen Lehren. Bei unfehlbaren kirchlichen Lehrentscheidungen kann die eigene Einsicht in die innere Wahrheit der Lehre durchaus fehlen. Denn wenn sie vorhanden ist, so ist doch nicht sie, sondern die Autorität des offenbarenden Gottes, der sich nicht irren und uns nicht täuschen kann, das Motiv der unbedingten und unwiderruflichen Verstandeszustimmung, das mit der unfehlbaren Lehraussage gegeben ist. Ihm kann und muß sich der Mensch selbst gegen seine eigene vermeintliche Einsicht fügen und die Wahrheit der geoffenbarten Lehre bejahen. Bei der unfehlbaren Lehraussage verhindert der Beistand des Heiligen Geistes, daß eine falsche Lehre in sie eindringt. Aber gerade dieses Motiv und dieser Beistand des Heiligen Geistes ist bei einer nicht unfehlbaren Lehraussage nicht gegeben. Es gibt eine Reihe nicht unfehlbarer kirchlicher Lehrentscheidungen, die später revidiert werden mußten (vgl. DS Ind. syst. H 2c). Es ist nicht möglich – und auch kein Zeichen besonderer Ergebenheit gegenüber dem kirchlichen Lehramt, das die Wahrheit anstrebt –, den grundlegenden Unterschied zwischen unfehlbaren und nicht unfehlbaren Lehren zu verwischen.

8.3 Auch dem nicht unfehlbaren Lehramt, das ein authentisches Lehramt ist, kommt der Beistand des Heiligen Geistes zu; aber er kommt ihm anders zu als dem unfehlbaren Lehramt. Er verhindert nicht, daß sich Irrtümer in die Lehre einschleichen können, sonst wäre es ja ein unfehlbares Lehramt; aber dem auch nicht unfehlbaren Lehramt ist zu der ihm je gegenwärtig möglichen Sorgfalt bei der Erarbeitung seiner Lehre, wenn auch nicht zur Irrtumslosigkeit der Lehre, der Beistand des Heiligen Geistes sicher.

8.4 Die mit Hilfe des Beistandes des Heiligen Geistes in lauterster Gesinnung angewandte äußerste Sorgfalt in der Erarbeitung und Verkündigung einer Lehre heben die Irrtumsmöglichkeit der Lehre nicht auf. Diese Irrtumsmöglichkeit muß immer in Betracht gezogen werden, ein tatsächliches Irren freilich darf nie vorausgesetzt, sondern muß bewiesen werden. Es ergäben sich allerdings von der Sache her unüberwindliche Schwierigkeiten, wollte man fordern, daß die Zustimmung in jedem Fall so lange geleistet werden muß, als das kirchliche Lehramt an seiner nicht unfehlbaren Lehraussage in Glaubens- und Sittenlehren festhält. Es ist durchaus möglich, daß – zumal bei theologischen oder profanwissenschaftlichen Fachleuten, die in ihrer Sachkenntnis den Trägern des Lehramtes überlegen sind – gegen die Wahrheit einer nicht unfehlbaren Lehrentscheidung begründete schwerwiegende Bedenken bestehen oder entstehen. In einem solchen Fall könnte auch nicht eine uneingeschränkte Bereitschaft, in Treue zu der kirchlichen Lehrautorität und ihren Entscheidungen zu stehen, die Verstandeszustimmung ermöglichen oder gar ersetzen. Denn maßgebend für die Verstandeszustimmung ist immer die Wahrheit.

9. Zeitwahl

Ein Beispiel für den Wechsel in den nicht unfehlbaren Aussagen des kirchlichen Lehramtes in Fragen der Ehemoral bildet die Lehre von der sittlichen Erlaubtheit der Zeitwahl. Die Benutzung der empfängnisfreien Tage, um die Fortpflanzung zu vermeiden, gegen die sich schon Augustinus gewandt hatte und die Jahrhunderte hindurch als unerlaubt galt, wurde erstmals – obwohl scharf bekämpft – im 19. Jahrhundert als Weg zur Geburtenregelung kirchlich geduldet. Zunächst hat die Pönitentiarie – allerdings sehr behutsam und auch verklausuliert – die Zeitwahl als einen Ausweg für die sogenannten Ehe-Onanisten geduldet (DS 3148). Pius XI. schloß sich im großen und ganzen dieser duldenden Auffassung an. Durch Pius XII. erfolgte der eigentliche Durchbruch, und Humanae vitae hat die Zeitwahl als einen berechtigten und erlaubten Weg zur Geburtenregelung ganz klar und ausdrücklich verkündet und die Berechtigung dieses Weges auch ausführlich begründet (Humanae vitae Nr. 16).

(Nur anmerkungsweise sei zu dem ganzen Fragenkomplex der Zeitwahl angefügt: Sehr viele Eheleute sehen in ihr keinen gangbaren Ausweg. Der ihnen gepredigte Unterschied in der Sittlichkeit zwischen dem Ausschließen von Nachkommenschaft durch eine

kontrazeptive Maßnahme und dem gezielten Ausweichen vor dem Kind durch die Anwendung der
Zeitwahl ist ihnen nicht einsichtig zu machen. Wenn
das Ausschließen Unrecht ist, so ist in der Linie des
sittlich Verwerflichen das gezielte Ausweichen ebenso
unsittlich. Das Künstliche dieses Weges steht für sie
hinter dem der Empfängnisverhütung nicht zurück.
Die psychische Belastungen sind ihnen zu groß, die
Versager zu häufig. Es ist ihnen klar, daß ihre kontrazeptive Absicht bei Anwendung dieser Methode eindeutig ist. Sie verstehen nicht, daß diese kontrazeptive Absicht erlaubt sein soll, wenn jeder kontrazeptive Eingriff absolut unerlaubt ist. Sie sehen – die
Erlaubtheit kontrazeptiver Absicht vorausgesetzt –
keinen Unterschied zwischen kontrazeptiven und
anderen Eingriffen – z. B. chirurgischen und medikamentösen – in ihren Körper.)

10. »Liebende Vereinigung« und »Fortpflanzung« unlösbar verknüpfte Sinngehalte?

Ein letzter Grund, den die Enzyklika Humanae vitae
dafür anführt, daß die Empfängnisverhütung in sich
schlecht sein soll, ist noch zu prüfen.

10.1 Humanae vitae sagt, diese Lehre gründe »in
einer von Gott bestimmten unlösbaren Verknüpfung
der beiden Sinngehalte – liebende Vereinigung und
Fortpflanzung –, die beide dem ehelichen Akt innewohnen. Diese Verknüpfung darf der Mensch nicht
eigenmächtig aufheben. Seiner innersten Struktur
nach befähigt der eheliche Akt, indem er den Gatten
und die Gattin aufs engste miteinander vereint, zu-

gleich zur Zeugung neuen Lebens, entsprechend den Gesetzen, die in die Natur des Mannes und der Frau eingeschrieben sind. Wenn die beiden wesentlichen Gesichtspunkte der liebenden Vereinigung und der Fortpflanzung beachtet werden, behält der Verkehr in der Ehe voll und ganz den Sinngehalt gegenseitiger und wahrer Liebe und seine Hinordnung auf die erhabene Aufgabe der Elternschaft, zu der der Mensch berufen ist« (Humanae vitae Nr. 12).

10.2 Diese Aussage von den beiden unlösbar miteinander verknüpften Sinngehalten eines jeden ehelichen Aktes, nämlich liebende Vereinigung und Fortpflanzung, ist in dieser generalisierenden Form nicht zutreffend. (Diese Aussage von Humanae vitae ist vielleicht der schwerwiegendste Grund gegen die Möglichkeit einer sittlich erlaubten Empfängnisverhütung.) Gerade die »innerste Struktur« des ehelichen Aktes zeigt in den »Gesetzen, die in die Natur des Mannes und der Frau eingeschrieben sind«, daß dieses Zielgefüge nicht jeder ehelichen Hingabe zukommt, so daß man nur relativ selten, nämlich an den fruchtbaren Tagen, von »einer von Gott bestimmten Verknüpfung der beiden Sinngehalte – liebende Vereinigung und Fortpflanzung –, die beide dem ehelichen Akt innewohnen«, sprechen kann.

10.3 Die »Gesetze, die in die Natur des Mannes und der Frau eingeschrieben sind«, zeigen, daß die weiblichen Keimzellen – für die Fortpflanzung gleich notwendig wie die männlichen Keimzellen – nur periodisch und nach Eintritt der Menopause überhaupt nicht mehr reifen. Weiterhin ist die Lebens-

und Befruchtungsfähigkeit der in dem Ejakulat ergossenen männlichen Keimzellen und der nur periodisch reifenden weiblichen Keimzellen auf höchstens einige Tage begrenzt. Nur in dieser, im Einzelfall allerdings schwer feststellbaren Zeit kann die liebende Vereinigung von Mann und Frau auch Keimzellenvermittlung sein. Hingabefähigkeit der Ehegatten aneinander und Zeugungsfähigkeit des ehelichen Aktes stehen in einem nicht zu bestreitenden Mißverhältnis.

10.4 Die traditionelle katholische Lehre sagt, daß jeder eheliche Akt auch dann,wenn er von Natur aus steril ist, trotzdem von sich aus (per se) ein auf Fortpflanzung hingeordneter Akt sei. Dem entspricht in der Enzyklika Humanae vitae der Satz, »daß jeder eheliche Akt von sich aus auf die Erzeugung menschlichen Lebens hingeordnet bleiben muß« (Nr. 11). Dieser Satz spricht nicht von der effektiven Zeugung. Es ist bekannt, daß nicht jede eheliche Hingabe zur Zeugung führt und daß er auch oft gar nicht zur Zeugung führen kann. Das setzt auch die Enzyklika mit ihren Ausführungen über die Erlaubtheit der Zeitwahl voraus (vgl. Humanae vitae Nr. 16). Aber jede eheliche Hingabe bleibt auf Zeugung von Nachkommenschaft hingeordnet und muß es bleiben. Angesichts dieser Aussage, die nach den Worten der Enzyklika (wie überhaupt nach der traditionellen kirchlichen Lehre) von jeder ehelichen Hingabe gilt, muß zunächst gefragt werden, ob denn tatsächlich jedes eheliche Einswerden von Mann und Frau auf Zeugung hingeordnet ist.
Es gibt zwar – von einem Wunder, das Gott jeder-

zeit möglich ist, abgesehen – keine Zeugung ohne das geschlechtliche Einswerden von Mann und Frau. Aber es gibt nicht nur geschlechtliches Einswerden, aus dem effektiv keine Zeugung folgt, sondern es gibt auch geschlechtliches Einswerden, aus dem Zeugung absolut nicht folgen kann, weil die oben genannten unabdingbar zur Zeugung notwendigen biologischen Gegebenheiten fehlen. Wenn bei einem konkreten geschlechtlichen Akt die Unmöglichkeit zur Zeugung feststeht, steht damit auch sein faktisches Nichtausgerichtetsein auf Zeugung fest. Denn ein Akt kann nicht auf Unmögliches hingeordnet sein. Die Aktsetzung ist in diesem Fall nicht mit einer auf Zeugung hingeordneten Aktstruktur verbunden. Das hat auch das Zweite Vatikanische Konzil bestätigt. Auf Antrag von 109 Konzilsvätern sollten im Konzilstext die ehelichen Vereinigungsakte als Akte, »die von sich aus (per se) zur Zeugung geeignet sind«, genannt werden. Dieser Antrag wurde mit der Begründung abgelehnt, daß »nicht alle ehelichen Akte auf Zeugung hingeordnet seien (z. B. Sterilität, unfruchtbare Zeiten)« (Expensio modorum Nr. 56d).

Man könnte versuchen – und hat auch schon versucht – die Hinordnung jedes ehelichen Aktes auf Zeugung nur von dem Tun der Ehegatten her, ohne die notwendigen biologischen Erfordernisse in die Betrachtungsweise einzubeziehen, zu bestimmen. Man nennt den Akt dann Zeugungsakt, wenn und weil die Ehegatten sich so miteinander vereinigen, daß nur von ihrem Tun her eine Zeugung nicht beeinträchtigt wird, sondern an sich möglich wäre, weil die Ehegatten tun, was ihnen von ihrem Tun her möglich ist. So sehr nun das Tun der Ehegatten für die effektive Zeugung von Bedeutung ist, so wenig kommt dadurch dem konkreten Akt als solchem schon die Hinordnung auf Zeugung zu, selbst wenn die Ehegatten diese wünschen. Wenn Ehegatten ihre Vereinigung so gestalten, daß auf Grund ihres Tuns Keimzellenvermittlung nicht verhindert wird, ja die Zeugung sogar erwünscht und beabsichtigt ist, so schafft das noch keine lebens- und befruchtungsfähigen Keimzellen. Deren gleichzeitiges Vorhandensein bei Mann und bei Frau ist aber erforderlich, damit ihrem konkreten Einswerden die Hinordnung auf Zeugung zukommt.

Auf die bisherigen Überlegungen wird geantwortet, daß auch einem biologisch nicht auf Zeugung hingeordneten Geschlechtsakt eine die konkreten physischen Möglichkeiten überschreitende metaphysische Wesensbestimmung als Zeugungsakt zukomme. Dazu ist zu sagen: Es ist falsch, daß in einer metaphysischen Wesensaussage über den Geschlechtsakt auch einem biologisch unabdingbar unfruchtbaren ehelichen Akt eine Hinordnung auf Zeugung zukommen kann. Der Versuch, in diesem Fall von dem Geschlechtsakt eine metaphysische Wesensaussage als Zeugungsakt zu machen, abstrahiert nämlich gerade von den entscheidenden Momenten, die zu einer Hinordnung des Aktes auf Zeugung unabdingbar erforderlich sind; ein solcher Versuch ist illusorisch. Die metaphysische Wesensbestimmung überschreitet zwar die konkreten physischen Möglichkeiten. Ein Versuch zu einer metaphysischen Wesenbestimmung muß aber mißlingen, wenn der versuchten metaphysischen Wesensbestimmung die physischen Möglichkeiten von Grund auf widersprechen. Die metaphysische Zielbestimmung des Geschlechtsaktes als eines auf Zeugung hingeordneten Aktes ist aber deshalb ein Widerspruch zu den physischen Möglichkeiten, weil im physischen Bereich auf Grund unabänderlicher biologischer Gesetze die Hinordnung vieler ehelicher Akte auf Zeugung unmöglich ist. Diese Überlegungen werden bestätigt durch die bereits angeführte Aussage des Zweiten Vatikanischen Konzils, daß nicht alle Akte auf Zeugung hingeordnet seien (Expensio modorum Nr. 56d). Ein von sich aus auf Zeugung hingeordneter Akt zu sein, ist keine metaphysische Wesensbestimmung des menschlichen Geschlechtsaktes.

Wollte man für die eheliche Hingabe eine Wesensbestimmung aussagen, die also allen Geschlechtsakten zukommt, so muß man sagen, daß sie – was auch das lateinische Wort »copula« sagt – ein Vereinigungsakt sei. Damit wird zugleich ihr Wesen und ihr Ziel ausgesagt. Wenn die zur Zeugung unerläßlich notwendigen biologischen Bedingungen erfüllt sind, ist in diesen konkreten Fällen auch die Hinordnung auf Zeugung gegeben. Zeugung von Nachkommenschaft ist in diesem Fall auch ein der ehelichen Vereinigung innewohnendes Ziel.

10.5 Während nun nicht jedem ehelichen Akt das Zeugungsziel als ein ihm innewohnendes Ziel zukommt, so trifft das von der Struktur des Aktes her, der ein Vereinigungsakt ist, von der liebenden Vereinigung zu. Durch ihre Geschlechtlichkeit sind die Menschen als Mann und Frau zu einer einzigartigen Weise gegenseitiger leibgeistiger Ergänzung befähigt. Der Geschlechtsakt ist diesen Menschen seinem Wesen und Ziel nach als Akt zweier Personen, die ihn vollziehen, mehr als nur gegenseitige lustvolle körperliche Hingabe. Er beansprucht, gegenseitige Beschenkung aneinander zu sein, durch die Mann und Frau nicht nur als Geschlechtswesen sich vereinigen, sondern sich als Personen so aneinander hingeben, daß Mann und Frau zugleich die Schenkenden und Beschenkten sind. Diese Ergänzung zielt also ab auf eine totale und gegenseitige personale Hingabe von Mann und Frau aneinander. Sie fordert um ihrer Seinsrechtheit willen, in der Liebe zu gründen, auch wenn diese Liebe zunächst nur anfanghaft und für weiteres Wachsen offen ist.

(Damit wird eheliche Hingabe nicht einfachhin mit ehelicher Liebe gleichgesetzt. Die eheliche Liebe ist ja das Moment, wodurch die eheliche Gemeinschaft konstituiert wird, das heißt der Ich-Du-Bezug, wie er auch in der ehelichen Hingabe zum Ausdruck kommt. Versteht man dagegen Liebe im psychologischen Sinn, so stellt sie die Grundtugend dar, die sich in der Ehe immer mehr ausprägen und den in der ehelichen Hingabe zum Ausdruck kommenden Ich-Du-Bezug intensivieren soll.)

Eheliche Hingabe ist also eine unter den ehelichen Liebesbezeugungen und ist gerade dadurch Bezeugung der Liebe, daß sie nicht nur eine körperliche Vereinigung darstellt, sondern ein gegenseitiges Sichschenken von Mann und Frau, ein gegenseitiges Sichschenken von Personen verschiedenen Geschlechts, so daß zwei in einem Fleisch eines sind (Eph 5, 31). In diesem Sinne ist »liebende Vereinigung« anders als »Fortpflanzung« Sinngehalt jeder ehelichen Hingabe; wenn dieser Akt überhaupt vollzogen wird, ist »liebende Vereinigung« das jeder ehelichen Hingabe innewohnende Ziel.

10.6 Wenn nun neben dem immer innewohnenden Ziel der »liebenden Vereinigung« durch die Erfüllung der unabdingbaren Bedingung des Vorhandenseins von befruchtungsfähigen Keimzellen bei Mann und Frau der ehelichen Hingabe auch das Ziel »Fortpflanzung« innewohnt, wenn also, um mit den Worten von Humanae vitae zu sprechen, einer ehelichen Vereinigung die »beiden Sinngehalte liebende Vereinigung und Fortpflanzung« zukommen, läßt sich die Frage stellen, ob diese beiden Ziele gleichrangig sind.

Die traditionelle kirchliche Lehre kennt bei den Zielen der Ehe und der ehelichen Vereinigung ein vorrangiges Ziel (finis primarius) und zweitrangige Ziele (fines secundarii). Von diesen zweitrangigen Zielen sagt die kirchliche Lehre, sie seien dem vorrangigen Ziel nicht gleichwertig, sondern vielmehr ihm wesentlich untergeordnet und nur Ziele in Abhängigkeit von ihm (vgl. z. B. DS 3838). Das ist der Sinn von der traditionellen kirchlichen Lehre vom vorrangigen und zweitvorrangigen Ziel (finis primarius und finis secundarius), wie es auch in den kirchlichen Lehraussaussagen immer gebraucht wird. Die angezogene Entscheidung des Hl. Offiziums (DS 3838) erklärt es ausdrücklich als untragbar, daß zweitrangige Ziele dem erstrangigen Ziel nicht wesentlich untergeordnet, sondern ihm gleichgeordnet und von ihm abhängig seien. Als das vorrangige Ziel wird die Zeugung und Erziehung von Nachkommenschaft bezeichnet, als zweitrangige Ziele werden gegenseitige Hilfe, Pflege

der gegenseitigen Liebe und Beruhigung der Begier-
lichkeit genannt (vgl. z. B. DS 3718).

10.7 Das Konzil hat es einfach und ausdrücklich
abgelehnt, die Frage der Hierarchie der Werte zu
behandeln (Expensio modorum zu Gaudium et spes
Nr. 71. 75 und 79). Aber auch in der Enzyklika Humanae vitae wird nicht davon gesprochen, obwohl
die Nummern 11–14 der Enzyklika Humanae vitae
die Auffassung von dem Fortpflanzungsziel als vor-
rangigem Ziel der ehelichen Vereinigung begünstigen.
(Ergänzend kann hinzugefügt werden, daß in einem
Urteil der Rota coram Wynen vom 22. 1. 1944 betont wird, es müsse zu schändlichen Folgen führen,
wenn nicht die Zeugung von Nachkommenschaft als
erstrangiges Ziel angesehen würde [Sacrae Rotae de-
cisiones 1944, Band 36, Decisio VI].)

10.8 Von den beiden Sinngehalten der ehelichen
Hingabe, die von der Enzyklika Humanae vitae
»liebende Vereinigung und Fortpflanzung« genannt
werden und die »in einer von Gott bestimmten unlösbaren Verknüpfung« stehen sollen (Nr. 12), tatsächlich aber nur an fruchtbaren Tagen in einer Verknüpfung stehen, kann »Fortpflanzung« nicht das
vorrangige Ziel sein, dem das Ziel »liebende Vereinigung« so wesentlich untergeordnet ist, daß es nur
in Abhängigkeit von ihm auch Ziel ist. Denn in der
meisten Zeit der Ehe kann, wie bereits gezeigt, aus
biologischen Gründen das Ziel »Fortpflanzung« der
ehelichen Hingabe überhaupt nicht zukommen. Das
folgt aus der Schöpfungsordnung Gottes, die nicht
zuläßt, daß aus jeder möglichen ehelichen Vereini-

gung ein Kind folgen kann. In dieser Schöpfungsordnung tut sich Gottes Wille kund, nach dem es
unfruchtbare eheliche Vereinigungen gibt, die nicht
nur faktisch unfruchtbar sind, sondern infolge ihrer
Unmöglichkeit, zur Zeugung von Nachkommenschaft
auch nur das Geringste beitragen zu können, von der
Schöpfungsordnung her auch nicht auf Zeugung hingeordnet sind. Auch dann kann und muß der eheliche
Akt »liebende Vereinigung« sein und ist nur als
solche berechtigt. Und wenn auf Grund der biologischen Gegebenheiten auch »Fortpflanzung« Sinngehalt der ehelichen Hingabe ist, kann dieser Sinngehalt nicht unabhängig und ohne Unterordnung
unter den Sinngehalt »liebende Vereinigung« angestrebt werden. Denn nur in Abhängigkeit und Unterordnung unter die »liebende Vereinigung« ist »Fortpflanzung« menschenwürdig möglich (während auch
bei einem nicht auf Fortpflanzung hingeordneten ehelichen Akt »liebende Vereinigung« durchaus möglich
ist, angestrebt und vollzogen werden kann). Deshalb
lautet das Ergebnis: »Liebende Vereinigung« ist ausnahmslos Sinngehalt des ehelichen Aktes, »Fortpflanzung« nur bedingt und relativ selten und in Abhängigkeit und Unterordnung unter die »liebende Vereinigung«. Darum ist – wenn man die traditionelle
Sprechweise von der Hierarchie der Ziele des ehelichen Aktes beibehalten will – »liebende Vereinigung« als das vorrangige Ziel (finis primarius) und
»Fortpflanzung« als das zweitrangige Ziel (finis secundarius) zu bezeichnen.

10.9   Diese Auffassung von der liebenden Vereinigung von Mann und Frau miteinander als dem vor-

rangigen Ziel menschlicher Geschlechtlichkeit und ehelicher Hingabe entspricht der Darstellung des Schöpfungsberichtes. In seiner älteren Form (Gen 2) begründet er mit der Aussage: »Nicht gut ist es, daß den Mensch allein sei« (Gen 2, 18) die Erschaffung des Menschen in seiner verschiedenen Geschlechtlichkeit als Mann und Frau. Um nämlich den Menschen aus dem für ihn nicht guten Alleinsein zu befreien (Zielangabe!), erschuf Gott zu dem ersten Menschen, dem Mann, den zweiten Menschen, die Frau. Ihr gibt der Mann den Menschennamen, den er keinem Tier geben konnte. Nur sie ist ihm so gleichgeartet, daß zwischen ihnen mehr möglich ist als das bloße Zusammensein, wie es zwischen Mensch und Tier bereits bestand, nämlich Gemeinschaft in gegenseitiger Ergänzung.

Diese Gemeinschaft in gegenseitiger Ergänzung ist zwischen Mann und Frau wegen ihrer verschiedenen Geschlechtlichkeit in einer spezifischen Weise möglich. In Gen 1, 27. 28 wird der Unterschied der Geschlechter zu dem Fortpflanzungsauftrag, der zusammen mit dem Herrschaftsauftrag von Gott den Menschen nach ihrer Erschaffung gegeben wird, in Beziehung gesetzt. In Gen 2, 22–25 dagegen ist die Zweigeschlechtlichkeit der Menschen zur Gemeinschaft zwischen Mann und Frau in Beziehung gesetzt, um die Ehe als überragenden Ausdruck der Gemeinschaft unter Menschen aufzuzeigen, weil Gemeinschaft überhaupt (nicht nur die eheliche Gemeinschaft) konstitutiv für die menschliche Person ist. Ganz klar zeigt Gen 2, 22–25 die Gemeinschaft zwischen Mann und Frau mehr als Ausdruck der Gemeinschaft von Personen denn als Ausdruck der Vermittlung des Lebens durch die Fortpflanzung. Um dieser Gemeinschaft zwischen Mann und Frau willen verläßt der Mensch sogar die ursprüngliche Gemeinschaft, in der er seit Beginn seines Lebens war, die elterliche Familie; Mann und Frau begründen eine neue Lebensgemeinschaft: in ihr leben sie und in ihr erleben sie jenen Höhepunkt ganzmenschlicher, leibgeistiger, gegenseitiger Ergänzung zu jener Einheit, in der sie »zwei in einem Fleische« werden (Gen 2, 24).

Im Neuen Testament werden sogar aus den beiden Schöpfungsberichten die Verse Gen 1, 27 und Gen 2, 24 in solcher Weise zu einer Einheit verbunden, daß nicht die Fortpflanzung, sondern die Gemeinsamkeit als Ziel der Mann-Frau-Gemeinschaft erscheint: »Habt ihr nicht gelesen, daß der Schöpfer von Anbeginn an ›sie als Mann und Frau geschaffen‹ (Gen 1, 27) und gesagt hat: Deshalb wird ein Mann Vater und Mutter verlassen und seiner Frau anhangen und die beiden werden ein Fleisch sein« (Gen 2, 24)? »Also sind sie nicht mehr zwei, sondern ein Fleisch« (Mt 19, 4–6; vgl. Mk 10, 6–8).

So sicher also nach dem Schöpfungsbericht Mann und Frau der Fruchtbarkeitsauftrag gegeben ist, so eindeutig scheint doch die liebende Vereinigung vorrangig zu sein, weil für den gemeinschaftsbezogenen Menschen die Ehe mehr Gemeinschaft von Personen als Erfüllung des Fruchtbarkeitsauftrages ist.

Was im Schöpfungsbericht von der Zielsetzung der Ehe als der Gemeinschaft von Personen gesagt wird, das gilt auch für den ihr spezifischen Akt, die eheliche Hingabe. In Gen 2, 24 wird die geschlechtliche Vereinigung von Mann und Frau nicht mit der Zeugung, sondern mit der Gemeinschaft in Beziehung gebracht.

Und bei Mt 19, 4–6 (Mk 10, 6–9) liegt in dem Einswerden von Mann und Frau zu einem Leib der Grund für die Zusammenfügung zu jener Einheit, die aufzulösen dem Menschen verwehrt ist.

Der Schöpfungsbericht widerspricht nicht der Auffassung, sondern begünstigt sie: daß von den beiden Sinngehalten – »liebende Vereinigung« und »Fortpflanzung« – die »liebende Vereinigung« vorrangiges Ziel, die »Fortpflanzung« zweitrangiges Ziel ist.

10.10   Besteht nun die von Humanae vitae ausgesagte unlösbare Verbindung zwischen den beiden Zielen dieses Zielgefüges (Nr. 12)? Diese Frage ist zu verneinen. In allen unfruchtbaren Zeiten ist dieses Zielgefüge zwar nicht durch menschliches Tun, wohl aber durch biologische Gegebenheiten und damit durch die Schöpfungsordnung Gottes gelöst und nur der Sinngehalt »liebende Vereinigung« bleibt bestehen. Wollte man darauf bestehen, daß der volle Sinngehalt einer jeden ehelichen Vereinigung innewohnen müsse und deshalb beide Sinngehalte zu jedem Geschlechtsakt innewohnenden Zielen erklären, dann wäre das Einswerden von Mann und Frau in unfruchtbaren Zeiten unstatthaft; die Zeitwahl müßte, wie es auch früher der Fall war, als unerlaubt gelten; nur dann, wenn der ehelichen Hingabe der doppelte Sinngehalt als ein ihm innewohnendes Ziel zukommen könnte, also in fruchtbaren Zeiten, wäre er sittlich erlaubt. Nicht jedem ehelichen Akt wohnen also, wie Humanae vitae sagt (Nr. 12), die beiden Sinngehalte inne.

10.11   Das Zielgefüge »liebende Vereinigung« und

»Fortpflanzung« ist kein dem auf Grund biologischer Gegebenheiten sterilen Akt innewohnendes Ziel. Die beiden Sinngehalte »liebende Vereinigung« und »Fortpflanzung« sind nicht bei jedem ehelichen Einswerden zu einem Zielgefüge verknüpft. Die von Humanae vitae ausgesagte »unlösbare Verknüpfung« der beiden Ziele (Nr. 12) besteht bei keinem unfruchtbaren Akt; ihm wohnt nur das Ziel »liebende Vereinigung« inne. Wohl aber kommen diese beiden Ziele nach Gottes Schöpfungsordnung der ehelichen Hingabe dann zu, wenn die zur Fortpflanzung unabdingbaren biologischen Gegebenheiten erfüllt sind. Es ist durch die Schöpfungsordnung Gottes so gefügt, daß das Nichtausgerichtetsein einer jeden ehelichen Vereinigung auf Zeugung von Nachkommenschaft nun einmal Tatsache ist. Man kann diese Tatsache nicht wegdisputieren.

10.12 Aber diese Tatsache trifft nur für die durch Gottes Schöpfungsordnung unfruchtbaren ehelichen Akte zu. Jedoch ist die Verknüpfung der beiden Sinngehalte der ehelichen Hingabe von Mann und Frau aneinander, nämlich »liebende Vereinigung« und »Fortpflanzung« ebenfalls durch Gottes Schöpfungsordnung dann gegeben, wenn infolge der unabdingbar notwendigen biologischen Gegebenheiten die »liebende Vereinigung« von Mann und Frau auch auf die Vereinigung männlicher und weiblicher Keimzellen abzielt. Und hier zeigen sich gerade die Bedenken gegen eine sittlich zu rechtfertigende Empfängnisverhütung.
Wenn die Enzyklika Humanae vitae nun sagt, die beiden Sinngehalte »liebende Vereinigung« und

»Fortpflanzung« seien zu einer »unlösbaren Verknüpfung« (Nr. 12) zusammengefügt, so heißt das nicht, daß diese Verknüpfung nicht aufgelöst werden könne, sondern daß sie nicht aufgelöst werden dürfe: »Diese Verknüpfung darf der Mensch nicht eigenmächtig auflösen.« (Humanae vitae Nr. 12).

Dem »nicht eigenmächtig« muß man unbedingt zustimmen. Eigenmächtig besagt: ohne Rücksicht auf Gottes Willen, selbstherrlich und letztlich egoistisch. Deshalb sagt auch der Synodenentwurf: »Die verantwortliche Entscheidung über Zahl der Kinder und Methode der Empfängnisregelung darf nicht von egoistischen Motiven bestimmt sein. Verantwortung für die Ehe, die Familie, die Situation der Kinder, die der Geschwister bedürfen, und für die Gesellschaft muß je abgewogen wahrgenommen werden« (2.2.2.2). Wenn aber ein empfängnisverhütender Eingriff durchaus nicht aus Egoismus und Hedonismus, sondern aus einem schwerwiegenden Grund erfolgt, kann man ihn dann noch als eigenmächtige Maßnahme ansehen?

Humanae vitae sagt: »Wie nämlich der Mensch ganz allgemein keine unbeschränkte Verfügungsmacht über seinen Körper hat, so im besonderen auch nicht über die Zeugungskräfte als solche, sind doch diese ihrer innersten Natur nach auf die Weckung menschlichen Lebens angelegt, dessen Ursprung Gott ist« (Nr. 13).

Es ist zweifellos der Auffassung zuzustimmen, daß der Mensch ganz allgemein keine unbeschränkte Verfügungsmacht über seinen Körper hat. Eingriffe können nur im Hinblick auf das Wohl des ganzen Körpers, der menschlichen Person oder eines Dienstes am

Mitmenschen (z. B. Bluttransfusion, Organtransplantation) berechtigt erfolgen.

Es ist aber nicht einsichtig, daß darüber hinaus »im besonderen« die Verfügungsmacht des Menschen über die Zeugungskräfte als solche eingeschränkt sein soll, weil »diese ihrer innersten Natur nach auf die Weckung menschlichen Lebens angelegt (sind), dessen Ursprung Gott ist« (Humanae vitae Nr. 13). Der Mensch ist nämlich überhaupt nicht absoluter Herr seines Körpers (und seiner Person). Er darf in seinen Körper und die körperlichen Abläufe nur aus entsprechend schwerwiegenden Gründen eingreifen. In diesem Sinn bleibt Gott stets der Herr aller Akte, die der Mensch an und mit seinem Körper vornimmt.

Es ist deshalb nicht zu begründen und nicht einzusehen, daß Gott in anderer Weise Herr der Sexualorgane (und der sexuellen Kräfte) des Menschen ist, als er Herr des übrigen menschlichen Körpers (und seiner Kräfte) ist. Selbstverständlich ist Gott der Herr des Lebens. Das begründet jedoch keine Sonderstellung der menschlichen Zeugungskräfte als solche, die schon dadurch als nicht unantastbar von der kirchlichen Lehre anerkannt werden, daß Sterilisation und auch Kastration zu Heilzwecken als erlaubt anerkannt werden.

Die Tatsache, daß Gott der Herr des Lebens ist, beweist daher allein noch nicht die sittliche Unerlaubtheit jedes kontrazeptiven Eingriffes. Nur wenn anderweitig feststünde, daß jede Empfängnisverhütung durch Gottes Gesetz verboten wäre, könnte als zusätzlicher (aber für sich allein nicht ausreichender) Grund angeführt werden, daß Gott als der Herr des Lebens einen solchen Eingriff nicht duldet. Empfängnisverhütende Eingriffe sind also nicht »im besonderen« ohne weiteres mehr als chirurgische und medikamentöse Eingriffe, die ja auch nur aus einem entsprechend schwerwiegenden Grund erlaubt sind, durch die Tatsache der Oberhoheit Gottes über das menschliche Leben verboten. Wohl aber zeigt dieser Hinweis auf Gott als den Herrn des Lebens, daß Empfängnisverhütung niemals aus Willkür und Egoismus erlaubt sein kann, wie auch andere Eingriffe in die körperliche Integrität aus entsprechend schwerwiegenden Gründen erlaubt sind.

10.13 Bleibt noch zu prüfen, ob die Verknüpfung der beiden Sinngehalte »liebende Vereinigung« und »Fortpflanzung« zu einem Zielgefüge eine von Gott bestimmte »unlösbare Verknüpfung« ist, wie Humanae vitae (Nr. 12) aussagt. Diese »unlösbare Verknüpfung« fehlt, wie bereits ausgeführt wurde, beim natürlicherweise sterilen Akt, der trotzdem sittlich erlaubt ist. So sehr nun aber beim Vorhandensein befruchtungsfähiger Keimzellen bei einem Einswerden von Mann und Frau »Fortpflanzung« neben der »liebenden Vereinigung« ein immanentes Ziel des ehelichen Aktes ist und beide Sinngehalte zu einem Zielgefüge miteinander verknüpft sind, so ist doch »liebende Vereinigung« das vorrangige und »Fortpflanzung« das zweitrangige Ziel. Beide Ziele sind miteinander verknüpft, und zwar, wie Humanae vitae sagt, von Gott verknüpft (Nr. 12). Es ist in keiner Weise aufgezeigt worden, daß die Verknüpfung eine in dem Sinne von Gott gefügte unlösbare Verknüpfung ist, daß es nie rechtens sein kann, das Ziel »Fortpflanzung« aus einem solchen Akt auszuschließen. Im Gegenteil: Wenn einem Akt ein Ziel-gefüge innewohnt und wichtige Gründe dafür spre-chen, daß er gesetzt wird, so ist er, wenn sein zweit-rangiges Ziel nicht erreicht werden kann oder darf, um des vorrangigen Zieles willen, das den Akt auch vorrangig spezifiziert, sittlich erlaubt.

Wenn also die »liebende Vereinigung« das vorrangige Ziel und »Fortpflanzung« das zweitrangige Ziel des ehelichen Einswerdens ist, dann kann es aus entspre-chend schwerwiegenden Gründen um des vorrangigen Zieles willen mit Ausschluß des zweitrangigen Zieles vollzogen werden. Wer Empfängnisverhütung als immer in sich unerlaubt bezeichnet, muß auch das Fortpflanzungsziel als das erstrangige Ziel des ehe-lichen Einswerdens erklären. Es ist deshalb nicht zu verwundern, daß die Gegner der Empfängnisver-hütung auf dem Zweiten Vatikanischen Konzil for-derten, daß Fortpflanzung klar als das vorrangige Ziel bezeichnet würde. Und es ist ebenso bezeichnend, daß das Konzil, das diese Frage bewußt offen lassen wollte, diesen Antrag ablehnte (Expensio modorum zu Gaudium et spes Nr. 71. 75. 79). In diesem Zu-sammenhang wäre auch noch einmal auf die bereits genannte Rota-Entscheidung coram Wynen hin-zuweisen, daß es zu schändlichen Folgen führe, wenn nicht die Zeugung auf Nachkommenschaft als erst-rangiges Ziel angesehen werde.

10.14 Ein anderer Gedankengang kommt zu dem-selben Ergebnis. Die Verknüpfung der beiden Sinn-gehalte des ehelichen Einswerdens – »liebende Ver-einigung« und »Fruchtbarkeit« – ist in den nicht fruchtbaren Tagen nicht gegeben, obwohl das Einswerden auch dann sittlich gut ist. Diese Verknüpfung ist also schon deshalb nicht unlösbar, weil der eheliche Akt ohne dieses Zielgefüge nur mit dem Ziel »liebende Vereinigung« möglich und sittlich erlaubt sein kann. Schon von daher kommt nicht jedem ehelichen Akte die Verbindung der beiden Sinngehalte zu. So sehr daran festzuhalten ist, daß in den fruchtbaren Zeiten »Fortpflanzung« ein dem ehelichen Einswerden innewohnendes Ziel ist, so wenig ist damit gezeigt, daß die Verbindung der beiden Ziele zu einem Zielgefüge eine »von Gott bestimmte unlösbare Verknüpfung« (Humanae vitae Nr. 12) ist. An sich ist die Abtrennung des Sinngehalts »Fortpflanzung« möglich. Sie wird auch praktiziert, und gerade darin sieht Humanae vitae mit der traditionellen kirchlichen Lehre die Sünde der Empfängnisverhütung.

Nun wurde schon darauf hingewiesen, daß es »von Natur aus«, d. h. von Gottes Schöpfungsordnung aus unfruchtbare Zeiten besonders bei der Frau gibt. Bei einem ehelichen Einswerden in solchen Zeiten schließt sozusagen Gott selbst, der Urheber der »Naturordnung«, das Ziel »Fortpflanzung« aus dem Zielgefüge aus. Das tut in Auswirkung der Schöpfungsordnung Gottes die »Natur« im Interesse und zum Schutz des ganzen Menschen, der ehelichen Gemeinschaft und der Familie. Was so in der Schöpfungsordnung angelegt ist, nämlich die Abtrennung des Sinngehaltes »Fortpflanzung«, muß aus schwerwiegenden Gründen auch für das verantwortliche Handeln des Menschen rechtens sein können. Verantwortungsbewußt wird aber Empfängnisverhütung nur dann vollzogen, wenn in einer Ehe für kürzere oder längere Zeit keine weiteren Kinder mehr tragbar sind, wenn die eheliche

Hingabe aus Rücksicht auf die Ehegatten, die Ehe selbst und die schon geborenen Kinder unausgleichbar notwendig und die Zeitwahl kein gangbarer Ausweg ist, wenn, um es mit einem Wort zu sagen, objektiv schwerwiegende Gründe die Empfängnisverhütung als eine verantwortungsbewußte Maßnahme aufweisen.

Es ist eine anerkannte kirchliche Lehre, daß zur körperlichen Heilung sogar Sterilisation und Kastration erlaubt sind. Erst recht muß im notwendigen Interesse eines viel höheren Gutes, als es die körperliche Gesundheit ist, nämlich des Wohles der ganzen leibgeistigen Person, der Ehe, der Familie und der Gesellschaft, die zeitweilige – kürzer oder länger dauernde – Ausschaltung des Zieles »Fortpflanzung« aus dem Zielgefüge »liebende Vereinigung und Fortpflanzung« sittlich berechtigt sein.

Wenn aus dem Zielgefüge das Ziel »Fortpflanzung« aus objektiv schwerwiegenden Gründen herausgenommen wird, so ist das weder eigenmächtiges Tun noch Zerstörung einer von Gott gefügten und unlösbaren Verknüpfung.

Daß die Unlösbarkeit der Verknüpfung der beiden Sinngehalte, die kein Offenbarungsgut ist, mit Vernunftargumenten nicht bewiesen werden kann, wurde gezeigt. Wenn sich die Auffassungen der Enzyklika Humani generis über die Empfängnisverhütung als nicht stichhaltig erweisen lassen, spricht das für die Synodenvorlage. Allerdings ist auf die Notwendigkeit gewichtiger Gründe für die Berechtigung der Auflösung dieses Zielgefüges hinzuweisen.

Die Kriterien für die sittliche Gutheit müssen »objektive Kriterien sein, die sich aus dem Wesen der menschlichen Person und ihrer Akte ergeben« (Gaudium et spes Nr. 51). Auch die Synodenvorlage »Christliche Familie und Ehe« fordert solche objektive Kriterien: Verantwortung für die Ehe, die Familie, die Situation der Kinder und für die Gesellschaft.

11. Zusammenfassung

Man kann kurz sagen: Familienplanung kann notwendig und verpflichtend sein. Trotz der Notwendigkeit der Familienplanung kann für Ehegatten die eheliche Hingabe für sie persönlich, für ihre Ehe und für die Atmosphäre in der Familie, in der und aus der die Kinder leben, unausgleichbar notwendig sein. Trifft das zu, so können sie u. E. verantwortungsbewußt das tun, was die »Natur« – von Gott so geschaffen – so häufig tut, nämlich das ihrem Einswerden innewohnende Ziel »Fortpflanzung« aus dem Zielgefüge »liebende Vereinigung und Fortpflanzung« ausschalten.

Es kann keine menschliche Arroganz und kein sträflicher Willkürakt sein, wenn Eheleute in dem Bewußtsein der Verantwortung, die ihnen in der Synodenvorlage klar eingeschärft wird, aus objektiv entsprechend schwerwiegenden Gründen bei der ehelichen Vereinigung das Fortpflanzungsziel ausschalten, das natürlicherweise – also durch den Urheber der Schöpfungsordnung, Gott selbst so gefügt – auch ohne menschliches Eingreifen so oft beim ehelichen Vereinigungsakt ausgeschaltet wird.

Das kirchliche Lehramt tut seiner Autorität und Glaubwürdigkeit wahrlich keinen Abbruch, wenn es aus Wahrheitsgründen seine irrtumsfähigen, weil nicht unfehlbaren und deshalb nicht durch den Beistand des Heiligen Geistes vor jedem Irrtum gesicherten Auffassungen über die Erfordernisse zum erlaubten ehelichen Einswerden anders beschreibt, als es in der Vergangenheit geschah. In dieser Vergangenheit bestand auch Jahrhunderte hindurch das Gebot der Zeugungsabsicht bei jedem ehelichen Akt und das Verbot, die eheliche Hingabe mit Hilfe der Zeitwahl zu vollziehen. Das ist heute nicht mehr die Auffassung desselben Lehramtes. Es mindert seine Autorität nicht im geringsten, wenn es als nicht unfehlbares und deshalb fehlbares Lehramt auch zuweilen irrt und das auch zugibt. Das ist nicht neu in der Geschichte der Kirche und ihres Lehramtes. In der Sammlung kirchlicher Lehrentscheidungen (Denzinger-Schönmetz, Enchiridion Symbolorum, Definitionum et Deklarationum de rebus fidei et morum, [32]Freiburg i. Br. 1963) wird ausdrücklich darauf hingewiesen, daß eine absolute Zustimmung zu nicht unfehlbaren Lehrentscheidungen nicht möglich ist, weil diese Zustimmung unter Umständen zugunsten einer späteren Zustimmung in einen gegenteiligen Sinn umgewandelt werden müsse; eine ganze Reihe von Beispielen dafür werden aufgezählt (vgl. DS H 2c).

So läßt es sich mit der Unterscheidung zwischen unfehlbaren und nicht unfehlbaren Aussagen des kirchlichen Lehramtes rechtfertigen, daß die Synodenvorlage in der Frage der Empfängnisverhütung von der Lehre der Enzyklika Humanae vitae begründet abweicht. Es ist kein leichtfertiges, sondern ein sachlich begründetes Abweichen.

Damit wird aber auch die Notwendigkeit objektiver

Kriterien für die Empfängnisverhütung, deren die Synodenvorlage einige aufzählt, unterstrichen. Denn in einem für die Ehe und Familie so wichtigen Punkt ist für subjektive Beliebigkeit kein Platz. Und die Einschärfung verantwortungsbewußten Handelns durch die Synodenvorlage sowie die Ablehnung eines jeden Egoismus verfolgen letztlich dasselbe Ziel wie Humanae vitae: Die Ausschaltung der Willkür aus dem geschlechtlichen Tun des Menschen.

III. AUSBLICK

1. Zur Erklärung der Deutschen Bischöfe zur Enzyklika Humanae vitae

Nach Erscheinen der Enzyklika sind die deutschen Bischöfe in Königstein zusammengekommen und haben eine in allem sehr abgewogene Erklärung – die sogenannte Königsteiner Erklärung – zu der Enzyklika abgegeben. Diese Erklärung wurde von den Bischöfen abgegeben, um die Katholiken, die durch die Enzyklika vielfach in Gewissensnot gekommen waren, nicht im Stich zu lassen. Soweit es ihre eigene Gewissensüberzeugung zuließ, wollten die Bischöfe den Ehegatten gleichsam eine erste Hilfe bieten, um mit der Enzyklika leben zu können. Mit dieser Erklärung konnten nicht alle Fragen gelöst werden. Es wurde deshalb darauf hingewiesen, daß noch weiterführende Fragen zu stellen und zu beantworten sind. Darum sagen die Bischöfe, daß sie eine Fortführung des Gesprächs und mit dem Heiligen Vater eine welt-

weite Diskussion über die Enzyklika wünschten, die
– nach den Worten von Paul VI. am 24. 8. 1968 in
Bogota – »zu einer besseren Erkenntnis und zu vor-
behaltloser Verwirklichung des Willens Gottes« führen möge (»Königsteiner Erklärung« Nr. 15).
Karl Rahner sagte nun zu dieser »Königsteiner Erklärung« auf der 5. Vollversammlung der Synode
vom 22. bis 26. Mai 1974: »Es gibt, meine ich, zwei
verschiedene Interpretationen dieser Königsteiner Erklärung. Ich kann die Königsteiner Erklärung so auf-
fassen, als ob damit zugestanden wird, daß es einen
guten Glauben eines aber an sich sicher objektiv
irrigen Gewissens gibt, eine bona fides, die man re-
spektieren könne. Die Königsteiner Erklärung kann
aber auch so aufgefaßt werden, daß die Bischofskon-
ferenz zugibt, daß unter Umständen – wenn auch
nicht mit Sicherheit – die Humanae vitae wider-
sprechende Auffassung auch sachlich richtig und des-
wegen nach reiflicher Prüfung eine solche der Enzyklika entgegenstehende Praxis als vermutlicherweise
objektiv richtig werden könne« (Protokoll der 5.
Vollversammlung, S. 119).

2. Die Synodenvorlage im Vergleich
   mit der Enzyklika

Die knappen, aber sehr präzisen Aussagen der Synodenvorlage »Christlich gelebte Ehe und Familie«
hatten zur Voraussetzung, daß die Königsteiner Erklärung in dem zweiten von Karl Rahner genannten
Sinn interpretiert wird. Obwohl sie auf Humanae
vitae nicht eingehen, vertreten sie in der Frage der
Empfängnisverhütung eine andere Auffassung als die

Enzyklika Humanae vitae. Nach den ganzen vorstehenden Darlegungen ist eine solche andere Auffassung durchaus möglich und dürfte sich mit sachlichen Gründen rechtfertigen lassen.

3. Die Synodenvorlage als Hilfe

Christen, die nun von der Lehre her schwerwiegende Bedenken haben, sich den Auffassungen von Humanae vitae anzuschließen und sie zu praktizieren, können in den Auffassungen der Synodenvorlage zur Familienplanung und Empfängnisverhütung eine zuverlässige Hilfe zu einer objektiv vermutlich richtigen Praxis ihres Ehe- und Familienlebens finden.

Man muß nicht von daher Bedenken bekommen, daß die Enzyklika eine Aussage des kirchlichen Lehramtes darstellt, die Aussagen der Synodenvorlage aber in keiner Weise lehramtlichen Charakter tragen. In dieser Weise kann man die Aussagen der Enzyklika Humanae vitae zur Empfängnisverhütung und die Aussagen der Synodenvorlage zur Familienplanung und Empfängnisverhütung nicht einfachhin gegenüberstellen. Die Aussagen der Synode sind ohne weiteres diskutierbar und müssen auch diskutiert werden. Aber auch die Aussagen der Enzyklika sind als solche noch nicht ohne weiteres der Überprüfbarkeit und der Überprüfung selbst rechtens entzogen. Zwar enthält die Enzyklika Lehrentscheidungen des kirchlichen Lehramtes, das zwar hier nicht als unfehlbares, wohl aber als authentisches, d. h. – wie schon dargelegt – ein mit einer ihm von Jesus Christus zukommenden Autorität ausgestattetes Lehramt ist. Das fordert Ehrfurcht und Sorgfalt bei der Prüfung. Das hebt aber die Tatsache nicht auf: Die Enzyklika ist eine fehlbare Entscheidung; eine Sicherung ihrer Lehre vor Irrtumslosigkeit ist von daher, daß sie eine kirchliche Lehrentscheidung ist, nicht möglich. Deshalb kann ihr auch keine auf Wahrheitsbejahung verpflichtende Kraft zukommen. Diese Vorsicht und Behutsamkeit gegenüber den Lehraussagen gilt natürlich erst recht der Synodenvorlage zur Familienplanung und Empfängnisverhütung. Ihre Autorität ist so groß wie ihre Argumente. Sie kann aber durchaus hilfreich sein.

Viele Katholiken sind durch die Enzyklika in eine ausgesprochene Not gekommen. Sie konnten ihre Ausführungen über die ausnahmslose sittliche Unerlaubtheit der Empfängnisverhütung nicht bejahen, zumal ihnen als kirchlich gebilligter Ausweg nur die Zeitwahl angeboten wird. Das eheliche Einswerden mit Hilfe der Zeitwahl erscheint ihnen vielfach nicht als ein »natürliches« Tun, das sich von anderen als »künstlich« bezeichneten Wegen der Empfängnisverhütung abhebt. Ihre Absicht bei der Zeitwahl ist eindeutig empfängnisverhindernd wie bei allen mißbilligten antikonzeptionellen Praktiken. Daß bei der Zeitwahl mit der empfängnisverhindernden Absicht ein geradezu Perfektionismus forderndes Tun – soll überhaupt Aussicht auf Erfolg gegeben sein – verbunden ist, läßt ihnen die Zeitwahl als ebenso künstlich erscheinen wie die anderen »künstlichen« Wege der Empfängnisverhütung, die dem »natürlichen Weg der Zeitwahl« entgegengesetzt werden. Solche Katholiken – wollten sie die Enzyklika als verpflichtende Wegweisung anerkennen – mußten ihre Ehe durch das von der Enzyklika neu eingeschärfte Verbot jeder

Empfängnisverhütung als belastet erleben. Wenn die Synodenvorlage auch, wie gesagt, nicht für eine lehramtliche Entscheidung kompetent ist, so können ihre Ausführungen als Darlegungen der Auffassungen der Synode beruhigend wirken.

Die Synodenvorlage kann mit ihren von der Enzyklika Humanae vitae abweichenden Auffassungen über die Empfängnisverhütung allerdings auch nur – was nachdrücklich zu unterstreichen ist – mit den von ihr aufgestellten ethischen Forderungen eine zuverlässige Hilfe für die Gestaltung christlicher Ehe und Familie sein. Eine Ehegestaltung, für die jeder Egoismus ausgeschlossen wird, führt zu einer guten, aber keineswegs leichten Ehe.

Man hätte nur den Wunsch, daß die Synodenvorlage mit dieser Klarheit und Deutlichkeit in unserer Frage auch die zweite Lesung passiert. Die Möglichkeit und Berechtigung von Abänderungsanträgen ist selbstverständlich unbestritten. Es ist aber zu hoffen, daß die zweite Lesung zu keiner Verwässerung, sondern zu einer Verdeutlichung der jetzigen Vorlage durch eventuelle Verbesserungen führt.

Um es bis zum Überdruß noch einmal klar zu sagen: Die Enzyklika Humanae vitae ist eine authentische, wenn auch nicht unfehlbare, sondern fehlbare Lehrentscheidung; deshalb ist eine Sicherung ihrer Lehre vor Irrtumslosigkeit nicht möglich und eine verpflichtende Kraft, ihren Lehrinhalt als Wahrheit zu bejahen, kommt ihr nicht zu. Eine Zustimmung zu ihr oder eine Ablehnung steht und fällt mit den Vernunftgründen, die für ihre Lehre geltend gemacht werden. Die Synodenvorlage, wenn sie auch in zweiter Lesung beschlossen wird, setzt keine Enzyklika

außer Kraft. Auch sie steht und fällt mit den Gründen, die für sie vorgebracht werden können; diese
können so durchschlagend sein, daß sie zu einer anderen Auffassung als die Enzyklika über die sittliche
Qualifizierung der Empfängnisverhütung führen.

4. Zum Selbstverständnis des kirchlichen Lehramtes

Eine Enzyklika, deren Inhalt nicht in allen Punkten
als irrtumslos anerkannt werden kann, ist keine Be-
lastung, wenn das Selbstverständnis der Kirche von
der sehr eingegrenzten Befähigung des Lehramtes,
unfehlbar zu lehren, beachtet wird. Die Unfehlbarkeit der Kirche ist nach dem Willen des Herrn der
Kirche auf die unversehrte Bewahrung und die ge-
treue Auslegung des Offenbarungsgutes eingegrenzt.
Das demütige Bekenntnis des kirchlichen Lehramtes
zu seiner von Gott verfügten Begrenzung der Fähig-
keit, unfehlbar zu lehren, zerstört zwar das falsche
Bild von einem Lehramt, das auf alle Fragen der
Glaubens- und Sittenlehre immer eine fraglos gültige
Antwort geben kann. Dafür fördert ein solches demü-
tiges Bekenntnis bei den Christen die Ehrfurcht und
das Vertrauen gegenüber diesem kirchlichen Lehramt.
Das kirchliche Lehramt könnte dann größerer Dank-
barkeit und Liebe sicher sein, weil es den Christen
hilft, durch die Begrenzung der verpflichtend als
wahr zu bejahenden Lehren auf unfehlbare Lehraussagen in echter Sicherheit zu leben, anstatt sich in
fraglichen Sicherheiten zu wiegen.
Dazu wäre es auch eine Hilfe, wenn die kirchliche
Autorität sehr behutsam mit Disziplinaranweisungen
in Wahrheitsfragen umginge. Das grundsätzliche

Recht der kirchlichen Autorität, den Katholiken überhaupt Disziplinaranweisungen zu geben, steht unbestreitbar fest. Aber ist es möglich – und, wenn möglich, auch ratsam – Disziplinaranweisungen zu geben, die verlangen, eine sittliche Norm für gültig und verbindlich zu betrachten, deren unumstößlich feststehende Gültigkeit die kirchliche Autorität als Lehramt nicht aussagen kann? Sollte man sich hier nicht begnügen, eine auch den Grad der Sicherheit des Wahrheitsgehaltes ausdrückende Aussage zu machen? Die Dogmatik jedenfalls kennt solche nach dem Grad der Sicherheit sehr abgestufte Bewertungen ihrer Sätze.

5. Verantwortung

Katholische Ehegatten müssen in der Frage der Familienplanung und Empfängnisverhütung fern von allem Egoismus sich zu jener Verantwortung hinfinden, die sie vor Gott allein tragen müssen. Das ist wahrlich kein leichter Weg. Denn Verantwortung, das ist etwas ganz anderes als Willkür. In verantwortlichem Entscheiden und Handeln antwortet der Mensch Gott selbst und seinem heiligen Willen. In dem Maße ein Mensch das lernt, wächst auch sein Mut zu eigener, vor Gott zu verantwortender Entscheidung.